序　文

　小動物臨床において画像診断は必須であり、近年その進歩はめざましい。はるか昔、画像検査と言えばX線検査のみであったが、その後超音波検査、X線CT検査、MRI検査が次々に臨床現場で導入されるようになり、画像検査による診断精度は加速度的に向上している。また一部の獣医療施設ではPET（陽電子断層撮像）検査も取り入れており、ハード面においては医療と同等の水準レベルまで達したと言える。しかし、ソフト面についてはやや気になっていることがある。すなわち、高価で高性能な画像検査機器が一般化となるにつれて基本となる読影能力が十分に備わっているのか？　獣医療においてはX線CT検査、MRI検査などは撮像時において一般的に全身麻酔が必要となる。またX線CT検査による放射線被ばくも問題視する声もある。これらの問題に加えてX線検査や超音波検査で十分診断が可能な症例にも関わらず、不必要にX線CT検査やMRI検査をしていないか？という点である。呼吸困難を呈する犬に対して胸部X線検査を行わず、最初に全身麻酔をかけて胸部のX線CT検査を実施したところ、肺野に大小不同の結節像が多数認められ、CT検査後に実施した胸部X線画像でもほぼ同様の所見が認められたという話を聞いたことがある。このようなことはレアケースだが、知り合いの獣医師からは「X線画像の読影に自信が無いから、最初からX線CT検査を行っている」と言う話も聞く。個人的見解としてはX線画像を読影した上で超音波検査、X線CT検査あるいはMRI検査の必要性を考えるべきだと思う。

　前置きが長くなったが、この度誠文堂新光社から日本医科大学放射線医学の汲田伸一郎教授を通して私のところに獣医の画像診断に関する本を出版したいとの依頼があった。すでに小動物臨床では国内外問わず、多くの画像診断の本が出版されているが、「卒業したばかりの若い獣医師が、画像診断をより理解しやすく」をコンセプトにしたいとの担当者の意向が、先に私が述べた個人的見解と一致したので藤原亜紀講師とともに本書の執筆を引き受けることにした。したがって、本書は、以下に記す特色を示している。

・画像診断の基本はX線検査と考えているので本書もX線画像がメインであり、必要に応じてX線CTやMRIを用いて種々の疾患を紹介している。
・正常画像を横に並べて、症例画像の異常所見が理解しやすいように構成している。
・日本において臨床現場で遭遇する機会が多い症例のみを紹介している。

　ただ、いずれも臨床現場の症例の画像を用いているので正しい保定で撮影されたものば

かりではなく、また画質が十分とは言えない画像もある。さらに、各疾患においても軽度の異常から重度の異常まで様々な画像所見を示すが、その全てを網羅してはいない。その点についてはご容赦いただくとともに各疾患に記載している「病態」、「画像所見」を読んでいただき、応用力を身につけて欲しい。さらに、各症患で述べられている好発品種についても可能なかぎり、掲載している。また、画像所見は「確定診断」では無く、「鑑別診断」のための検査ツールである。したがって「鑑別」も理解して、確定に向けた診断アプローチをして欲しい。

　最後になるが、小動物臨床の画像診断に係わる仕事を生業にしている私に対してこのような本を出版する機会を与えて下さった日本医科大学の汲田伸一郎教授、度重なる注文に最後まで対応していただいた誠文堂新光社編集局出版部の杉浦史佳さん、この本のために快く画像やアドバイスを提供してくれた各先生方、そして正常画像や保定の撮影のために協力してくれた日本獣医生命科学大学臨床獣医学部門治療学分野Ⅰ獣医放射線学教室の室員一同に深謝する。

平成28年5月吉日

藤田　道郎

画像を提供していただいた先生方及び本書の出版に際し、ご協力いただいた先生方

（敬称略）

小林哲也
　（公財）日本小動物医療センター付属日本小動物がんセンター　センター長

長谷川大輔
　日本獣医生命科学大学臨床獣医学部門治療分野Ⅰ　獣医放射線学教室　准教授

原田恭治
　日本獣医生命科学大学臨床獣医学部門治療分野Ⅱ　獣医外科学教室　准教授

小林正典
　日本獣医生命科学大学臨床獣医学部門治療分野Ⅱ　獣医繁殖学教室　講師

神野信夫
　日本獣医生命科学大学臨床獣医学部門治療分野Ⅱ　獣医外科学教室　助教

安田暁子
　日本獣医生命科学大学付属動物医療センター　助教

澤田治美
　日本獣医生命科学大学付属動物医療センター　助教

鴫原果映
　日本獣医生命科学大学付属動物医療センター　助教

長屋有祐
　日本獣医生命科学大学付属動物医療センター　研修獣医師

高橋身和
　日本獣医生命科学大学付属動物医療センター　研修獣医師

本書の構成

本書では、主に日常の臨床現場において出会うことの多い症例の典型画像を多く掲載しています。
獣医師は勿論、院内スタッフ・学生にいたるまで、再確認や勉強ができるよう、病変部位ごとに掲載しています。

1章　頭頸部

2章　骨・関節

3章　脊椎

4章　胸部

5章　腹部

症例に対する正常画像を近くに配置し、戻る手間を省きました。
各章の初めには正常画像のページを設け、部位ごとに正常画像の確認ができます。

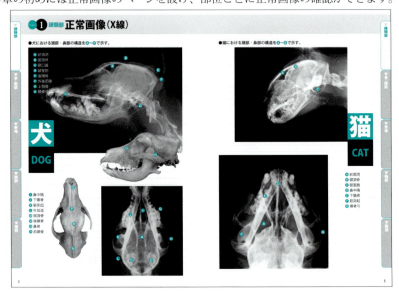

症例によっては、シェーマ、CT、MRIの画像も併せて掲載することで、より画像が読みやすくなるような構成となっております。

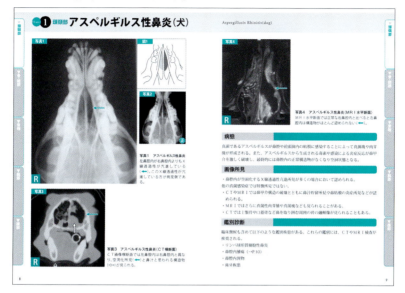

また、巻頭には撮影手技も掲載しておりますので、院内スタッフの確認や学生の勉強などにご活用ください。

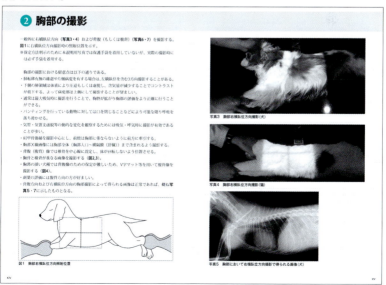

正常画像と比べてわかる犬猫画像診断
Contents

犬猫のX線撮影手技

X線画像の撮影方法 ………………………… xii

胸部の撮影 ………………………………… xiv

腹部の撮影 ………………………………… xviii

頭部・鼻部の撮影 ………………………… xxii

四肢の撮影　前肢の撮影 ………………… xxvi

四肢の撮影　後肢の撮影 ………………… xxx

椎骨の撮影 ………………………………… xxxiv

Chapter 1　頭頸部

正常画像（X線）………………………………… 2

眼窩部腫瘍 ……………………………………… 6

アスペルギルス性鼻炎（犬）………………… 8

鼻腔内腫瘍 …………………………………… 10

鼻咽頭ポリープ ……………………………… 14

鼻咽頭狭窄 …………………………………… 18

歯根端周囲（歯周）膿瘍 …………………… 20

口腔内腫瘍 …………………………………… 24

腎性二次性上皮小体機能亢進症 ………… 26

外耳炎 ………………………………………… 28

中耳炎（鼓室胞炎）………………………… 32

水頭症 ………………………………………… 34

軸内腫瘍 ……………………………………… 36

軸外腫瘍 ……………………………………… 38

下垂体腫瘍 …………………………………… 40

甲状腺腫瘍 …………………………………… 46

頭骨下顎骨症 ………………………………… 50

Chapter 2 骨・関節

正常画像（X線）……………………… 54

栄養性二次性上皮小体機能亢進症 … 60

肥大性骨症 ……………………………… 64

骨軟骨症 ………………………………… 68

股異形成………………………………… 70

骨端軟骨の早期閉鎖………………… 72

肘異形成（肘突起癒合不全）………… 76

肘異形成（鉤状突起離断）………… 78

肥大性骨異栄養症（HOD）………… 80

汎骨炎…………………………………… 82

大腿骨頭の無菌性壊死症 …………… 84

原発性骨腫瘍…………………………… 86

多発性骨髄腫…………………………… 90

膝蓋骨脱臼 ……………………………… 92

前十字靱帯断裂症 …………………… 96

変性性関節疾患………………………… 98

非感染性関節炎

びらん性関節炎………………………… 100

スコティッシュ・フォールドの
骨軟骨異形成症 ……………………… 102

関節部の腫瘍滑膜肉腫 ……………… 106

多発性軟骨性外骨腫 ………………… 108

滑膜骨軟骨腫症 ……………………… 110

骨折……………………………………… 112

Chapter 3 脊椎

正常画像（X線）……………………… 118

環軸不安定症（環軸亜脱臼）………… 120

半側椎骨………………………………… 126

塊状椎骨………………………………… 128

変形性脊椎症 ………………………… 132

頸椎すべり症（ウォブラー症候群）… 134

椎間板ヘルニア………………………… 136

馬尾症候群……………………………… 142

椎間板脊椎炎…………………………… 146

脊髄腫瘍………………………………… 148

Chapter 4　胸部

正常画像（X線）……………………… 156
気管虚脱……………………………… 158
気管低形成…………………………… 162
慢性気管支炎………………………… 164
気管支拡張症………………………… 166
肺気腫………………………………… 170
細菌性肺炎…………………………… 174
吸引性肺炎…………………………… 178
猫喘息………………………………… 182
肺腫瘍………………………………… 188
気管腫瘍……………………………… 192
犬糸状虫症…………………………… 194
僧帽弁閉鎖不全症…………………… 196
心原性肺水腫………………………… 198
気胸…………………………………… 202
胸水…………………………………… 206
縦隔内の主な構造物………………… 210
縦隔頭側の腫瘍……………………… 214
横隔膜ヘルニア……………………… 216
腹膜心膜横隔膜ヘルニア…………… 220
縦隔気腫……………………………… 222
右大動脈弓遺残症…………………… 224
大動脈弓伸展………………………… 228
裂孔ヘルニア………………………… 232

Chapter 5　腹部

正常画像（X線）……………………… 236
巨大食道症…………………………… 240
腸閉塞………………………………… 244
胃捻転と胃拡張……………………… 248
急性膵炎……………………………… 250
腰下リンパ節腫脹…………………… 254
結石…………………………………… 256
水腎症………………………………… 262
子宮蓄膿症（犬）…………………… 266
胆石症………………………………… 268
腎嚢胞………………………………… 270
腎周囲偽嚢胞………………………… 272
腎臓腫瘍……………………………… 274
両側副腎腫大………………………… 278
副腎腫瘍……………………………… 282
肝臓腫瘍……………………………… 286
脾臓腫瘍……………………………… 290
門脈体循環シャント………………… 294
前立腺肥大…………………………… 298
食道内異物…………………………… 302
腸内線状異物………………………… 304
腸内異物……………………………… 306

和文索引……………………………… 308
欧文索引……………………………… 313
参考文献……………………………… 315

犬猫のX線撮影手技

① X線画像の撮影方法

X線画像の撮影および読影に必要な用語を**写真1**に示す。

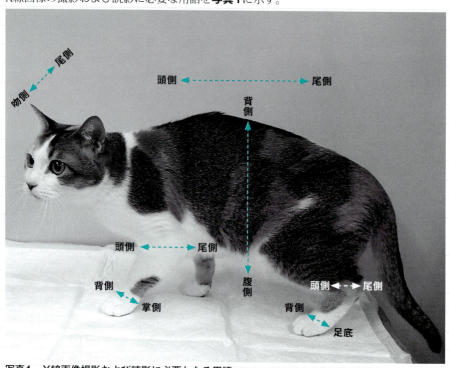

写真1　X線画像撮影および読影に必要となる用語

【正誤表】

この度、本書P.57「骨・関節　正常画像（X線）」の画像に以下のような誤りがありました。写真と番号が下記のようにずれておりました。
読者の皆様、並びに関係者各位に大変ご迷惑をおかけしましたことを、深くお詫びし、ここに訂正いたします。

[誤]

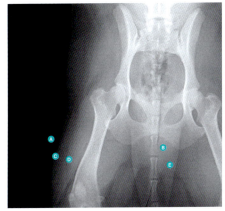

※実際のサイズより縮少しています。

[正]

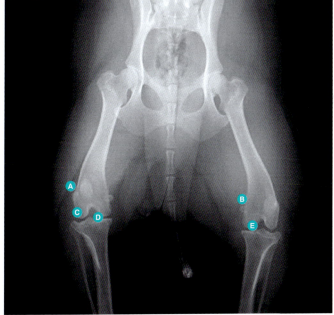

※原寸

X線撮影時の留意点

- 一般的には直交する2方向以上のX線画像を撮影する。
- 左右が判別できるように必ずマーカーを使用する。
- 無麻酔下での撮影には通常2人以上の保定者が必要である。
- 保定者の手が照射野に入らないように注意する。
- 保定時には必ず防護手袋を着用する。
- 多くの動物において無麻酔下での撮影が可能であるが、ときに鎮静を必要とする動物も存在する。
- 首輪・リード・洋服等はX線画像に影響するため外す。
- 動物の被毛は乾燥させた状態にする。

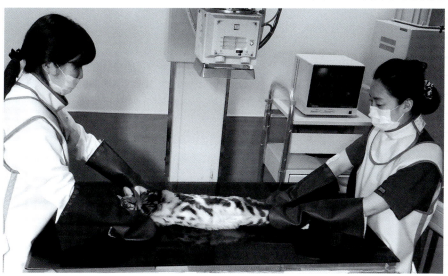

写真2　撮影における保定の様子

2 胸部の撮影

一般的に右横臥位方向（**写真3・4**）および背腹（もしくは腹背）（**写真6・7**）を撮影する。**図1**に右横臥位方向撮影時の照射位置を示す。

※保定方法明示のために本説明用写真では保護手袋を着用していないが、実際の撮影時には必ず手袋を着用する。

胸部の撮影における留意点は以下の通りである。

- 肺転移有無の確認や片側病変を有する場合は、左横臥位を含む3方向撮影することがある。
- 下側の肺領域は体重により圧迫もしくは虚脱し、含気量が減少することでコントラストが低下する。よって病変部は上側にして撮影することが望ましい。
- 通常は最大吸気時に撮影を行うことで、胸腔が拡がり胸部の評価をより正確に行うことができる。
- パンティングを行っている動物に対しては口を閉じることなどにより可能な限り呼吸を落ち着かせる。
- 気管・気管支虚脱等の動的な変化を観察するためには吸気・呼気時に撮影が有効であることが多い。
- 肩甲骨後縁を撮影中心にし、前肢は胸部に重ならないように前方に牽引する。
- 胸部X線画像には胸部全体（胸郭入口〜横隔膜（肝臓））まで含まれるよう撮影する。
- 背腹（腹背）像では椎骨を中心線に設定し、体が回転しないよう位置させる。
- 胸骨と椎骨が重なる画像を撮影する（**図2,3**）。
- 胸郭の深い犬種では背腹像のための保定が難しいため、V字マット等を用いて腹背像を撮影する（**図4**）。
- 副葉の評価には腹背方向の方が好ましい。
- 背腹方向および右横臥位方向の胸部撮影によって得られる画像は正常であれば、概ね**写真5・8**に示したものとなる。

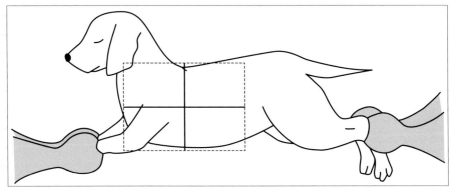

図1　胸部右横臥位方向照射位置

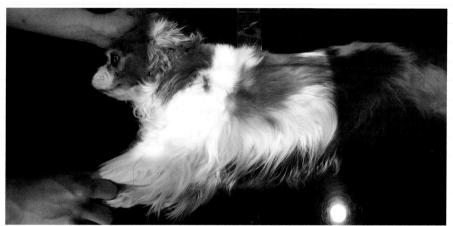

写真3　胸部右横臥位方向撮影（犬）

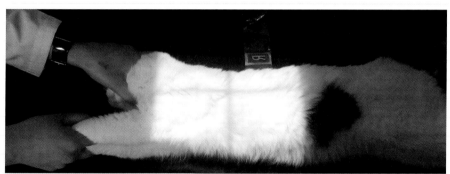

写真4　胸部右横臥位方向撮影（猫）

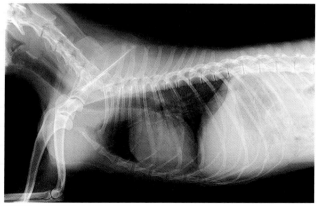

写真5　胸部において右横臥位方向撮影で得られる画像（犬）

② 胸部の撮影

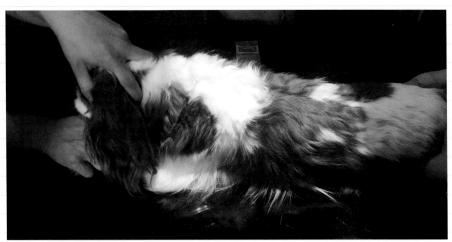

写真6　胸部背腹像撮影（犬）

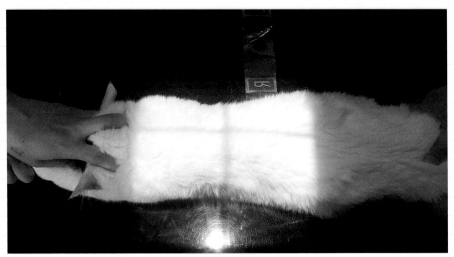

写真7　胸部背腹像撮影（猫）

※保定方法明示のために本説明用写真では保護手袋を着用していないが、実際の撮影時には必ず手袋を着用する。

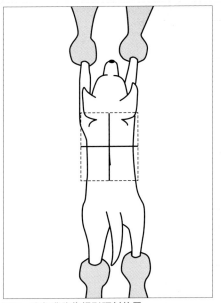

図2　胸部背腹像撮影照射位置

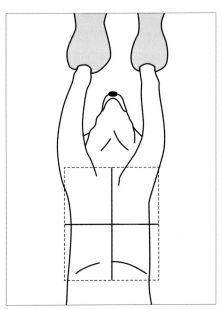

図3　胸部腹背像撮影照射位置

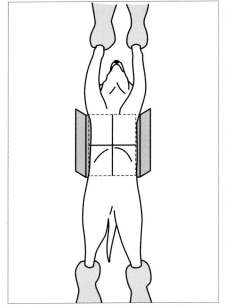

図4　V字マットを用いた胸部腹背像撮影

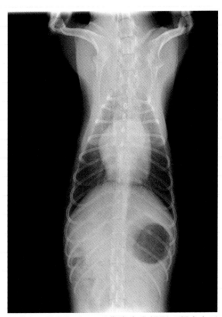

写真8　胸部において背腹方向撮影で得られる画像(犬)

③ 腹部の撮影

一般的に背腹（もしくは腹背）（**写真10・11**）および右横臥位方向（**図5**）を撮影する。
図5に右横臥位、**図6**に背腹方向撮影時の照射位置をそれぞれ示している。
※保定方法明示のために本説明用写真では保護手袋を着用していないが、実際の撮影時には必ず手袋を着用する。

　腹部の撮影における留意点は以下の通りである。
・病変が存在するときは左横臥位を加えた3方向の撮影が情報の補助となることがある。
・通常は最大呼気時に撮影を行うことで、腹部が拡がりより正確な評価ができる。
・パンティングを行っている動物に対しては口を閉じることなどにより可能な限り呼吸を落ち着かせる。
・肋骨後縁を撮影中心にし、後肢は腹部に重ならないように尾側に牽引するが、腹部を過剰には伸展させない。
・腹部X線画像には腹部全体（横隔膜〜膀胱）まで含まれるよう撮影する。
・背腹（腹背）像では椎骨を中心線に設定し、体が回転しないよう位置させる。
・胸郭の深い犬種では背腹像のための保定が難しいため、腹背像を撮影する（**図7**）。
・理想的には12時間以上の絶食を行い、消化管内容物による影響を減らすことができるが、腸管を空にするには24時間程度必要であり通常は実用的ではない。
・背腹方向および右横臥位方向の腹部撮影によって得られる画像は正常であれば、概ね**写真9・12**に示したものとなる。

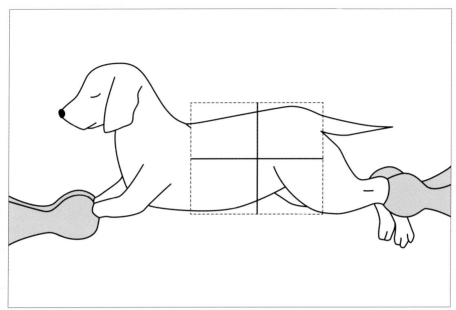

図5 腹部右横臥位方向照射位置

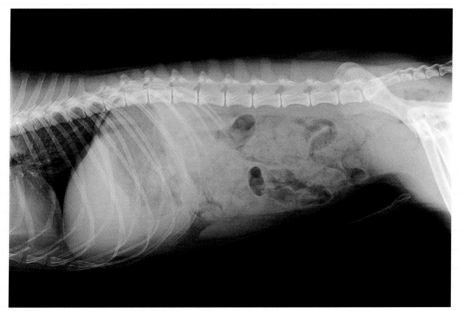

写真9 腹部において右横臥位方向撮影で得られる画像(犬)

③ 腹部の撮影

※保定方法明示のために本説明用写真では保護手袋を着用していないが、実際の撮影時には必ず手袋を着用する。

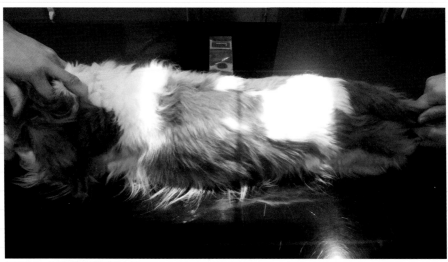

写真10　腹部背腹像撮影（犬）

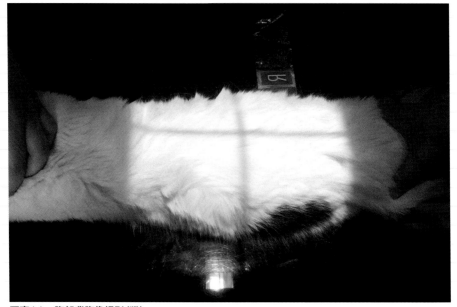

写真11　腹部背腹像撮影（猫）

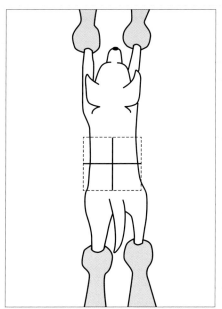

図6　腹部背腹像照射位置

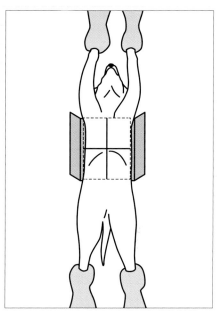

図7　V字マットを用いた腹部腹背像撮影

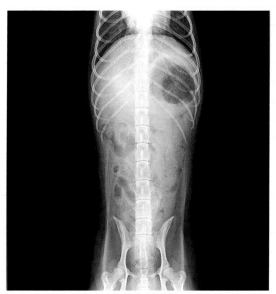

写真12　腹部において背腹方向撮影で得られる画像（犬）

❹ 頭部・鼻部の撮影

一般的に背腹（**写真13・14**）および右横臥位方向（**写真16・17**）を撮影する。
※保定方法明示のために本説明用写真では保護手袋を着用していないが、実際の撮影時には必ず手袋を着用する。

頭部・鼻部の撮影における留意点は以下の通りである。
・口腔内に病変が存在するときは、経験上病変部を上側に位置させやや傾けて撮影することでより鮮明に骨評価ができることがある。
・パンティングを行っている動物に対しては口を閉じることなどにより可能な限り呼吸を落ち着かせる。
・背腹像では鼻がテーブルに平行となり頭部が左右に傾かないように位置させ、正常では鼻中隔が中心となり左右対称の画像となる。
・背腹方向および右横臥位方向の頭部・鼻部の撮影によって得られる画像は正常であれば、概ね**写真15・18**に示したものとなる。
・横臥位では左右の鼓室胞、上顎・下顎が重なる画像を撮影する。
・一般的に撮影中心は眼の位置であるが、対象動物の頭部の大きさに合わせてコリメーションを調節する。
・特に頭部の保定では撮影者の手が照射野近くに位置するため、照射野に入らないように注意する。
・頭部・鼻部に関してはさまざまな骨が重なるため、それぞれの部位の評価に多くの撮影方法が存在するが本項では詳しくは述べない。成書を参照されたい。

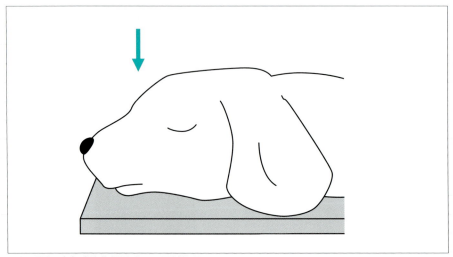

図8　頭部・鼻部背腹像撮影時での照射位置

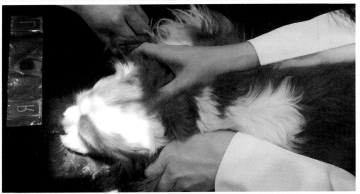

写真13 頭部・鼻部背腹像撮影（犬）

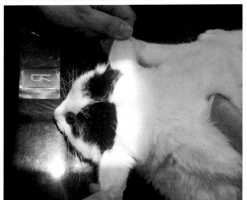

写真14 頭部・鼻部背腹像撮影（猫）

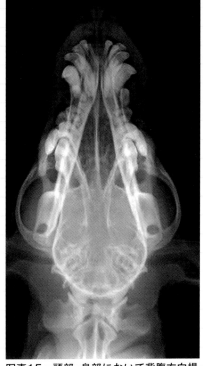

写真15 頭部・鼻部において背腹方向撮影で得られる画像（犬）

xxiii

頭部・鼻部の撮影

※保定方法明示のために本説明用写真では保護手袋を着用していないが、実際の撮影時には必ず手袋を着用する。

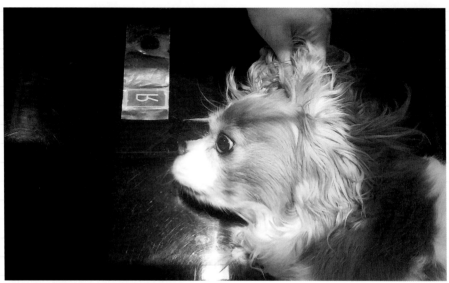

写真16　頭部・鼻部右横臥位方向撮影(犬)

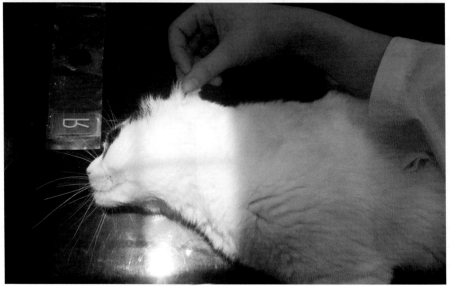

写真17　頭部・鼻部右横臥位方向撮影(猫)

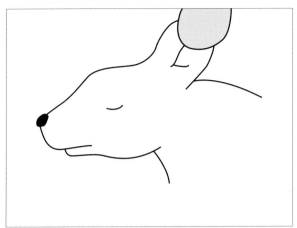

図9　頭部・鼻部右横臥位方向撮影での照射位置

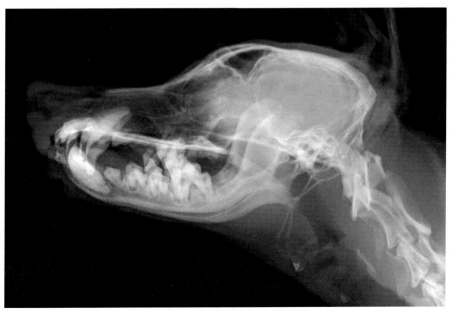

写真18　頭部・鼻部において右横臥位方向撮影で得られる画像（犬）

⑤ 四肢の撮影　前肢の撮影

- 一般的に2方向撮影する。
- 比較のために必ず健肢を撮影する。

肩

- 一般的に側方向および頭尾方向を撮影する。
- 側方向では対象となる肢を下側に位置させ、頭側に牽引する。対象となる部位に重ならないよう、逆肢は尾側に頭頸部は伸展し位置させる（**図10**）。

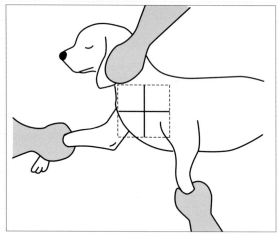

図10　前肢（肩）側方向照射位置

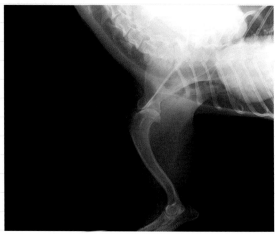

写真19　前肢（肩）について側方向撮影で得られる画像（犬）

- 頭尾方向では伏臥位（仰臥位）に位置させ、前肢を頭側に牽引する（**図11**）。
- 撮影中心は肩関節に設定する。
- 頭尾方向および側方向の前肢撮影によって得られる肩の画像は正常であれば、概ね**写真19・20**に示したものとなる。

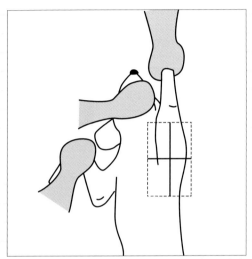

図11　前肢（肩）頭尾方向照射位置

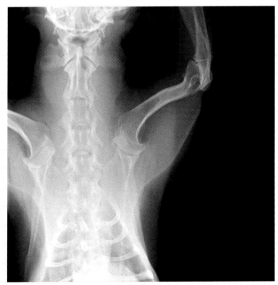

写真20　前肢（肩）について頭尾方向撮影で得られる画像（犬）

5 四肢の撮影　前肢の撮影

肘

- 一般的に側方向および頭尾方向を撮影する。
- 側方向では対象となる肢を下側に位置させる。対象となる部位に重ならないように周囲の構造物を避ける（**図12**）。必要に応じて最大屈曲時に撮影することもある。

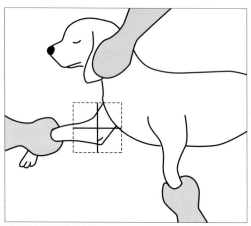

図12　前肢（肘）側方向照射位置

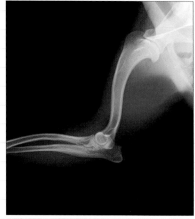

写真20　前肢（肘）について側方向撮影で得られる画像（犬）

- 頭尾方向の前肢撮影によって得られる肘の画像は正常であれば、概ね**写真20**に示したものとなる。
- 頭尾方向では伏臥位で、前肢を頭側に伸展させる（**図13**）。
- 撮影中心は肘関節に設定する。

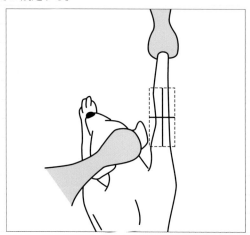

図13　前肢（肘）頭尾方向照射位置

手根・指

- 一般的に側方向および背掌方向を撮影する。
- 側方向では対象となる肢を下側に位置、伸展させる。対象となる部位に重ならないように周囲の構造物を避ける（**図14**）。照射野に手が入らないようひも等を活用することもある。

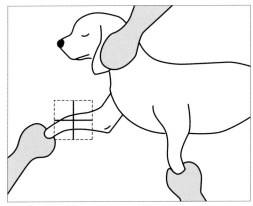

図14　前肢(手根・指)側方向照射位置

- 背掌方向では伏臥位で、前肢を頭側に伸展させる（**図15**）。
- 撮影中心は手根部もしくは指部に設定する。

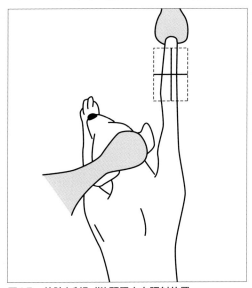

図15　前肢(手根・指)頭尾方向照射位置

5 四肢の撮影 後肢の撮影

骨盤・股
- 一般的に側方向および腹背方向を撮影する。
- 側方向では横臥位で、後肢をテーブルに平行に位置させる。
- 後肢の間にタオル等を挟む等で調節する（**図16**）。
- 側方向撮影の中心は大腿関節に設定する（**図16**）。

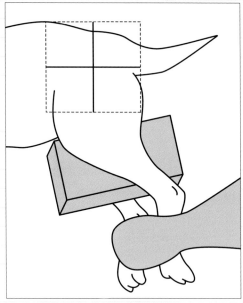

図16　後肢（骨盤・股）側方向照射位置

- 腹背方向では仰臥位で、後肢を平行に伸展させる。撮影中心は骨盤腔に、中心線は椎骨の延長線上に位置させる。
- 照射野には腸骨翼の先端から膝蓋骨までが含まれるよう撮影する（**図17**）。
- 股関節の評価のために、屈曲位などさまざまな撮影法が用いられることがある。
- 腹背方向の後肢撮影によって得られる骨盤および股関節の画像は正常であれば、概ね**写真21**に示したものとなる。

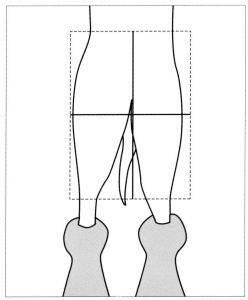

図17　後肢（骨盤・股）腹背方向照射位置

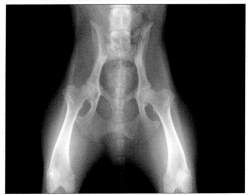

写真21　後肢（骨盤・股）について腹背方向撮影で得られる画像（犬）

5 四肢の撮影　後肢の撮影

膝

- 一般的に側方向および頭尾（尾頭）方向を撮影する。
- 側方向では対象となる肢を下側に位置させる。対象となる部位に重ならないように周囲の構造物を避ける（**図18**）。

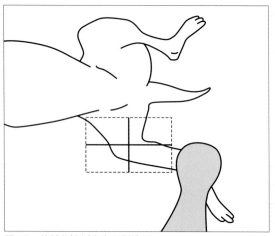

図18　後肢(膝)側方向照射位置

- 頭尾（尾頭）方向では伏臥位もしくは仰臥位で、後肢を牽引する（**図19**）。
- 撮影中心は膝関節に設定する。
- 膝が回転しないように位置させる。
- 靱帯評価のため、屈曲位で撮影することがある。

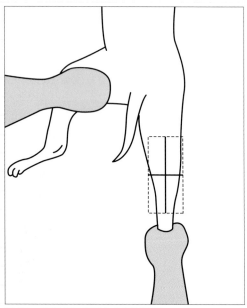

図19　後肢(膝)頭尾方向照射位置

足根・指
- 一般的に側方向および背足底方向を撮影する。
- 側方向では対象となる肢を下側に位置、伸展させる。
- 対象となる部位に重ならないように周囲の構造物を避ける（**図20**）。照射野に手が入らないようひも等を活用することもある。

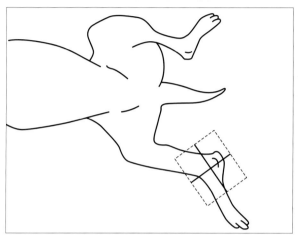

図20　後肢（足根・指）側方向照射位置

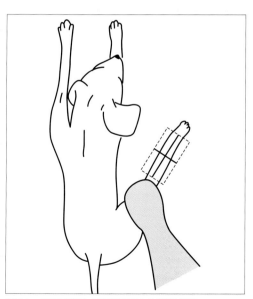

- 足底方向では伏臥位で、後肢を頭側斜めに伸展させる（**図21**）。
- 撮影中心は足根部もしくは指部に設定する。

図21　後肢（足根・指）背足底方向照射位置

6 椎骨の撮影

- 一般的に側方向および背腹(もしくは腹背)方向を撮影する(**図22**)。
- 脊椎のゆがみを避けるために補助マット等を用いる(**図23**)。
- 検査対象とする部位をビームの中心とする。ビームから離れた部位では正確な椎間腔の評価が難しい。
- 背腹方向および側方向の椎骨撮影によって得られる頸椎の画像は正常であれば、概ね**写真22・23**に示したものとなる。

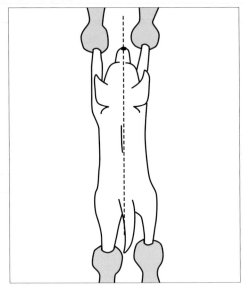

図22　椎骨背腹方向撮影時の保定

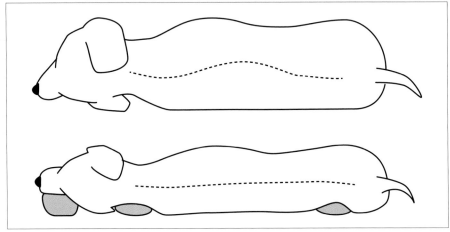

図23　脊椎のゆがみ防止

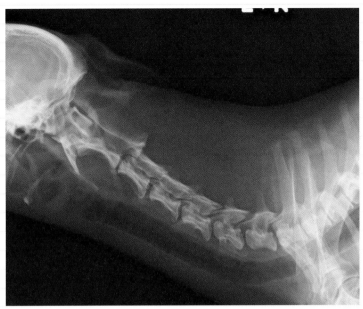

写真22　椎骨（頸椎）について側方向撮影で得られる画像（犬）

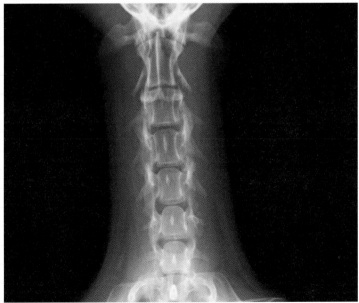

写真23　椎骨（頸椎）について背腹方向撮影で得られる画像（犬）

6 椎骨の撮影

- 背腹方向および側方向の椎骨撮影によって得られる腰椎の画像は正常であれば、概ね**写真24・25**に示したものとなる。

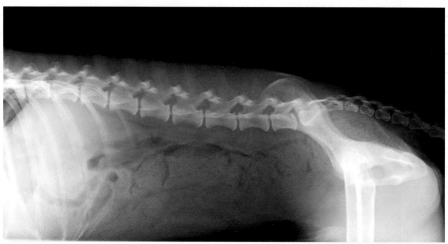

写真24　椎骨（腰椎）について側方向撮影で得られる画像（犬）

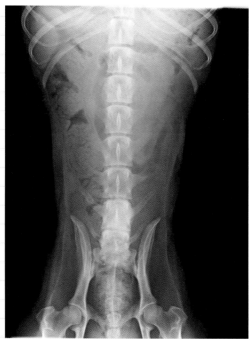

写真25　椎骨（腰椎）について背腹方向撮影で得られる画像（犬）

Chapter 1 頭頸部

正常画像（X線）······················ 2
眼窩部腫瘍（がんかぶしゅよう）······················ 6
アスペルギルス性鼻炎（犬）······················ 8
鼻腔内腫瘍······················ 10
鼻咽頭ポリープ······················ 14
鼻咽頭狭窄（びいんとうきょうさく）······················ 18
歯根端周囲（歯周）膿瘍（しこんたんしゅうい）（のうよう）······················ 20
口腔内腫瘍······················ 24
腎性二次性上皮小体機能亢進症（じんせいにじせいじょうひしょうたいきのうこうしんしょう）······ 26
外耳炎······················ 28
中耳炎（鼓室胞炎）（ちゅうじえん）（こしつほうえん）······················ 32
水頭症（すいとうしょう）······················ 34
軸内腫瘍······················ 36
軸外腫瘍······················ 38
下垂体腫瘍······················ 40
甲状腺腫瘍······················ 46
頭骨下顎骨症······················ 50

Chapter 1 頭頸部 正常画像（X線）

● 犬における頭部・鼻部の構造を A ～ P で示す。

- A 前頭洞
- B 頭頂骨
- C 硬口蓋
- D 鼓室胞
- E 後頭骨
- F 外後頭稜
- G 上顎骨
- H 頬骨弓

- I 鼻中隔
- J 下顎骨
- K 筋突起
- L 外耳道
- M 頭頂骨
- N 後頭骨
- O 鼻骨
- P 前頭骨

犬 DOG

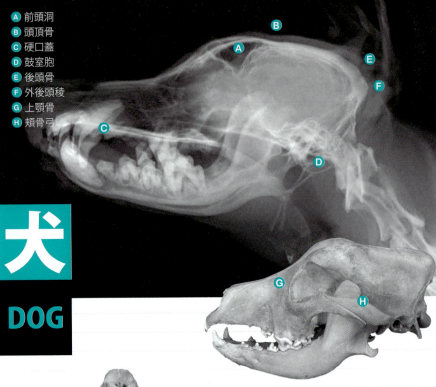
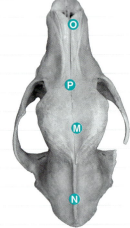
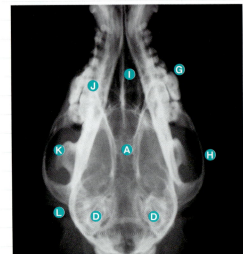

●猫における頭部・鼻部の構造をⒶ～Ⓖで示す。

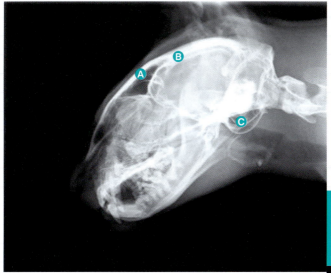

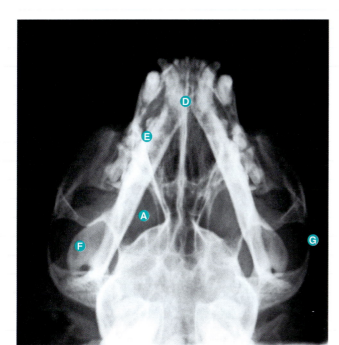

Ⓐ 前頭洞
Ⓑ 頭頂骨
Ⓒ 鼓室胞
Ⓓ 鼻中隔
Ⓔ 下顎骨
Ⓕ 筋突起
Ⓖ 頬骨弓

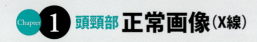

Chapter 1 頭頸部 正常画像(X線)

● 頭頸部(側方向像)における構造をⒶ〜Ⓖで示す。

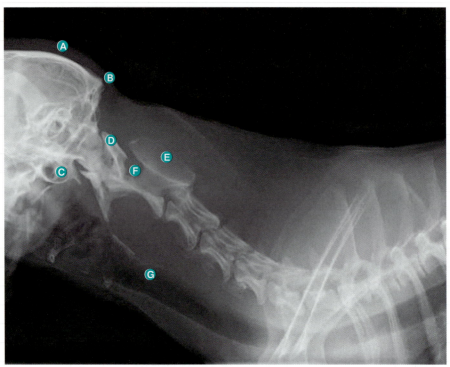

正常画像(頭頸部)側方向像(犬)

- Ⓐ 後頭骨
- Ⓑ 外頭骨稜
- Ⓒ 鼓室胞
- Ⓓ 軸椎
- Ⓔ 環椎
- Ⓕ 椎間腔
- Ⓖ 気管

●頭頸部（背腹像）における構造を❹〜❻で示す。

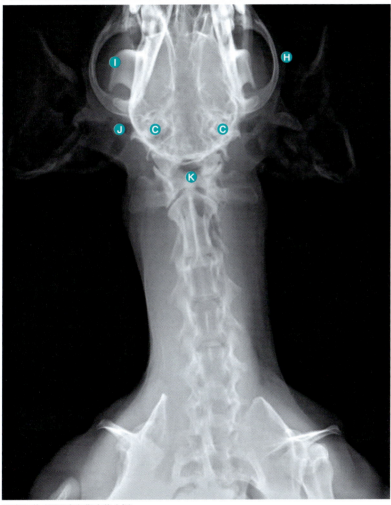

正常画像（頭頸部）背腹像（犬）

- ❶ 頬骨弓
- ❶ 筋突起
- ❶ 外耳道
- ❶ 歯突起

Chapter 1 頭頸部 眼窩部腫瘍

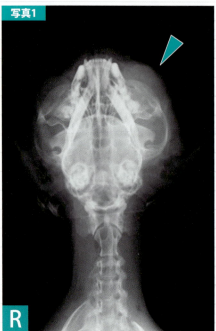

写真1　眼窩部腫瘍背腹像（猫）
左眼球が突出した成熟猫。
左顔面部に軟部組織デンシティーの腫脹が見られる（▲）。
超音波検査によって左眼窩部に軟部組織構造物の存在が確認された。

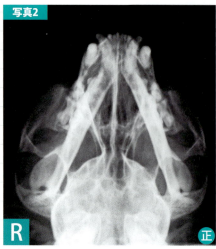

写真2　正常画像（猫）

病態

眼窩の骨や軟部組織から発生、もしくは口腔内・鼻腔発生の腫瘍が眼窩に浸潤することもある。

Orbital Tumor

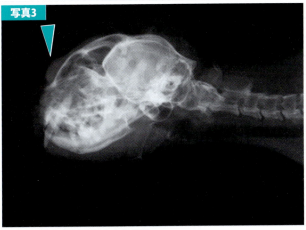

写真3　眼窩部腫瘍側方向像（猫）
写真1と同一症例。
▲で示す部位に軟部組織デンシティーの腫脹が見られる。

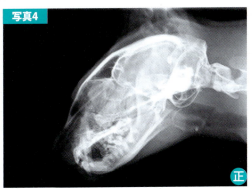

写真4　正常画像（猫）

画像所見

X線画像においては眼球後方に透過性の低下した軟部組織像を認め、眼球が外方に変位する像を認める。ただし、必ずしもX線画像で確認できるわけではない。眼球の超音波検査にて眼窩腫瘤を検出できることがある。CTもしくはMRI検査の方がより小さな眼窩病変を検出できる。

鑑別診断

・**眼球腫瘍**
X線画像のみでの判断は難しい。眼球の超音波検査にて眼球後方の腫瘤を確認、もしくはCT・MRI検査が推奨される。

Chapter 1 頭頸部 アスペルギルス性鼻炎（犬）

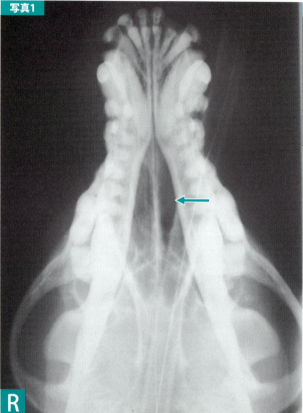

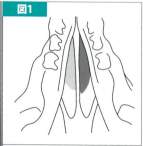

図1

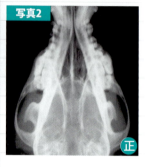

写真2

写真1　アスペルギルス性鼻炎
左鼻腔内のX線透過性が右鼻腔内よりも亢進している（←）。このX線透過性が亢進している方が病変側である。

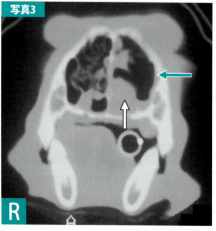

写真3　アスペルギルス性鼻炎（CT横断面）
CT画像横断面では左鼻腔内は右鼻腔内と異なり、空洞化所見（←）と鼻汁と思われる構造物（⇐）が見られる。

Aspergillosis Rhinitis(dog)

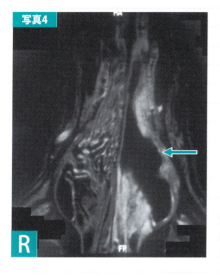

写真4　アスペルギルス性鼻炎（MRI水平断面）
MRI水平断面では正常な右鼻腔内と比べると左鼻腔内は構造物がほとんど認められない（←）。

病態

真菌であるアスペルギルスが鼻腔や前頭洞内の粘膜に感染することによって真菌塊や肉芽腫が形成される。また、アスペルギルスから生成される毒素や感染による炎症反応が鼻甲介を激しく破壊し、最終的には鼻腔内の正常構造物がなくなり空洞状態となる。

画像所見

・鼻腔内が空洞化するX線透過性亢進所見が多くの場合において認められる。他の真菌感染症では特徴所見ではない。
・CTやMRIでは鼻甲介構造の破壊とともに鼻汁貯留所見や鼻粘膜の炎症所見などが認められる。
・MRIではさらに真菌性肉芽腫や真菌塊なども見られることがある。
・CTでは上顎骨や口蓋骨など鼻を取り囲む周囲の骨の融解像が見られることもある。

鑑別診断

臨床徴候も含めて以下のような鑑別疾患がある。これらの鑑別には、CTやMRI検査が推奨される。

・リンパ球形質細胞性鼻炎
・鼻腔内腫瘍（→P.10）
・鼻腔内異物
・歯牙疾患

Chapter 1 頭頸部 鼻腔内腫瘍

病態

犬猫において鼻腔内腫瘍の発生は多くはないが、腫瘍のほとんどが局所浸潤性であり診断時の遠隔転移はまれである。

画像所見

片側性もしくは両側鼻腔内のX線透過性の低下が認められる。前頭洞への浸潤、鼻中隔の変位や、鼻甲介、上顎骨、硬口蓋、軟口蓋、篩板の破壊が認められることもある。

鑑別診断

・鼻炎

X線画像上では明らかな骨破壊を認めないことがほとんどであるが、アスペルギルス性鼻炎では骨破壊を認めることがある。歯牙疾患による鼻炎では、歯根部にプラーク形成を認める。

・異物

X線画像では鑑別が難しい。鼻腔内疾患の鑑別にはCT・MRI検査が推奨される。

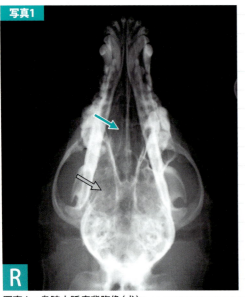

写真1 鼻腔内腫瘍背腹像（犬）
右前頭洞部に左の同部と比較して骨融解像、軟部組織様のX線不透過像（⇦）を認める。また右鼻腔内においてX線不透過像が見られる（⇦）。

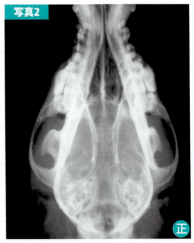

写真2 正常画像（犬）

Intranasal Tumor

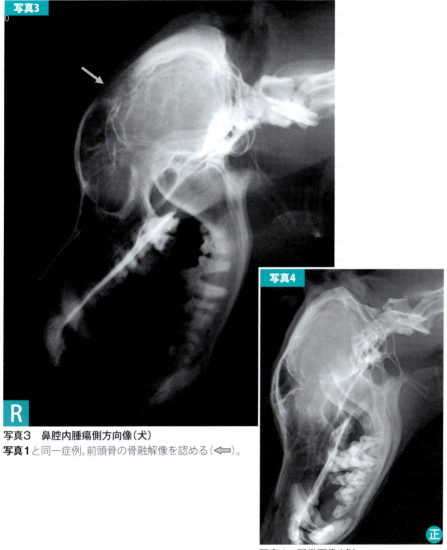

写真3　鼻腔内腫瘍側方向像（犬）
写真1と同一症例。前頭骨の骨融解像を認める（⇦）。

写真4　正常画像（犬）

鼻腔内腫瘍の好発犬種は下記の通りである。
エアデール・テリア、オールド・イングリッシュ・シープドッグ、コリー、
シェットランド・シープドッグ、ジャーマン・シェパード・ドッグ、スコティッシュ・テリア、
バセット・ハウンド、ポインター

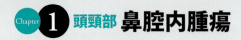

Chapter 1 頭頸部 鼻腔内腫瘍

● 症例　11歳／ウエルシュ・コーギー・ペングローブ

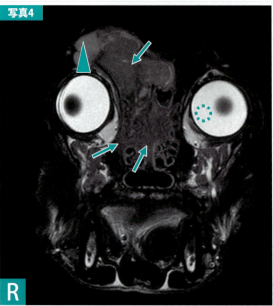

写真4～写真7はMRI（いずれも横断面）である。写真4では内眼角部内の右鼻腔内および右前頭洞において等信号の軟部組織構造物を認める（←）。また、右前頭洞内では粘稠性分泌物と思われる構造物も見られる（▲）。○は左眼球。写真4で見られた所見は写真5ではほぼすべてにおいて等信号を示している。そして写真6では増強が見られる。

写真4　鼻腔内腫瘍（T2強調画像）

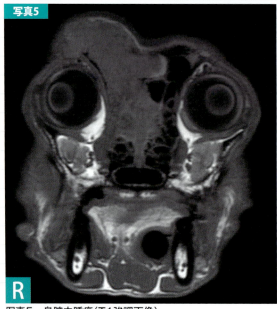

写真5　鼻腔内腫瘍（T1強調画像）

Intranasal Tumor

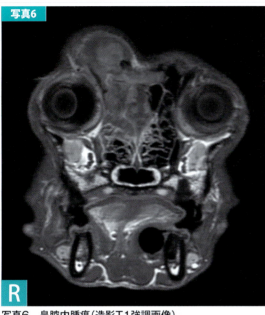

写真6　鼻腔内腫瘍（造影T1強調画像）

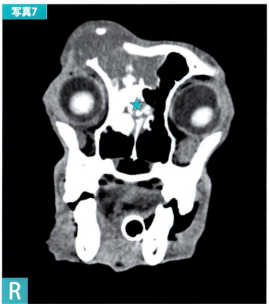

写真7　鼻腔内腫瘍（CT横断面）

同一症例のCT画像横断面である。★は嗅球であり、それを囲む篩板の溶解所見が認められる。

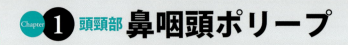

Chapter 1 頭頸部 鼻咽頭ポリープ

病態

若齢の猫において吸気努力を呈する重要な上部呼吸器疾患である。鼻咽頭内のポリープによって鼻から喉頭への正常な空気の流れが妨げられる。また漿液性鼻汁から膿瘍粘液性鼻汁を伴う二次性細菌性鼻炎を発症する。さらに鼓室胞炎もしばしば併発する。

画像所見

- しばしば軟部組織デンシティー(X線不透過性)のマス陰影が軟口蓋部背側に認められる。
- 鼻咽頭内の空気によってマスが輪郭づけられることもある。
- 鼻咽頭部が拡大し、その部位は軟部組織デンシティーを呈している。
- 咽頭を閉塞することもある。
- 鼓室胞炎を示唆する鼓室胞のX線不透過性所見を示すこともある。
- 猫の鼻咽頭ポリープに伴う片側または両側の鼓室胞の肥厚が見られることもある。

ただし、X線検査では確認できないこともあり、その場合はX線CT検査やMRI検査、あるいは内視鏡検査が有用である。

鑑別診断

鑑別にはCTやMRI検査が推奨される。
- 鼻咽頭内腫瘍
- 鼻咽頭内異物
- 鼻咽頭狭窄（→P.18）

鼻咽頭ポリープにおける好発品種は下記の通りである。

好発猫種(長毛)	好発猫種(短毛)
ヒマラヤン ペルシャ	アビシニアン 短毛雑種猫

Nasopharyngeal Polyps

●症例　5歳10ヶ月／ブリティッシュ・ショートヘアー（雄）
吸気努力を主訴に受診。

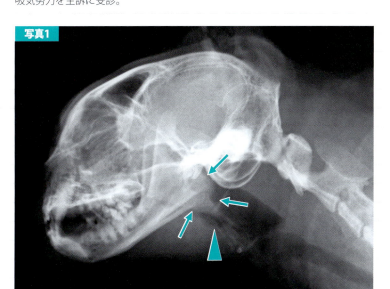

写真1　鼻咽頭ポリープ（頭蓋部X線側方向像）
⬅で囲まれた部位において軟部組織様のX線不透過像を認める。そしてこの軟部組織様構造物によって口腔咽頭内のガス像が腹側に変位している（▲）。
写真2の正常画像と比較。

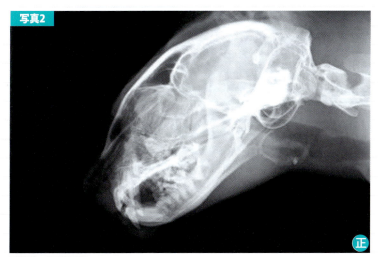

写真2　正常画像

Chapter 1 頭頸部 鼻咽頭ポリープ

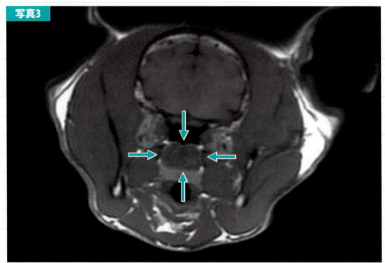

写真3　鼻咽頭ポリープ（MRI-T1強調画像横断面）（猫）
鼻咽頭内に等信号の軟部組織様構造物を認める（⇐で囲まれた部位）。
正常ではこの部位は空気が存在するので無信号所見（黒く描出される）となる。

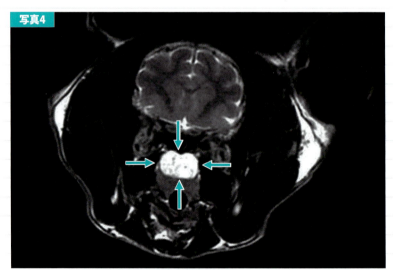

写真4　鼻咽頭ポリープ（MRI-T2強調画像横断面）
写真3で示した構造物が高信号所見を呈している。

Nasopharyngeal Polyps

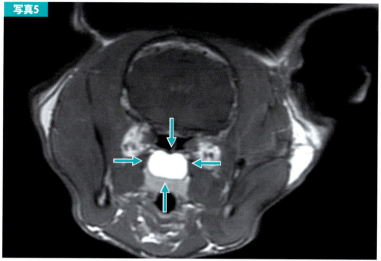

写真5　鼻咽頭ポリープ（MRI-造影T1強調画像）
顕著な増強像所見を示している。

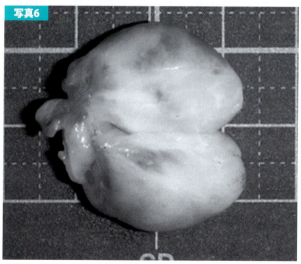

写真6　摘出した軟部組織腫瘤
鼻咽頭ポリープと組織診断された。

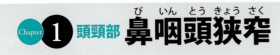

Chapter 1 頭頸部 鼻咽頭狭窄

病態

鼻咽頭内が狭窄することによって吸気努力や笛音などの上気道閉塞性の臨床徴候を示す。先天的に完全閉塞している場合は、開口呼吸をしている。

最も一般的な原因は鼻炎である。鼻腔内に炎症が起こることによって粘膜が炎症腫脹を起こし、通常であれば治療によって治癒すれば腫脹は治まるが、時折炎症が治まっても腫脹がそのまま残って狭窄部位となる。

その他の原因としては、手術や外傷、占拠性病変などがある。

なお、犬ではダックスフンドに好発するとされる。

画像所見

- X線側方向像において鼻咽頭部に薄い膜状の軟部組織デンシティーが見られることもある。
- X線検査ではしばしば異常所見を示さず、X線CT検査やMRI検査、または内視鏡検査によって狭窄部位を確認する必要がある。

鑑別診断

- 鼻咽頭ポリープ（→P.14）
- 慢性鼻炎
- 副鼻腔炎
- 鼻咽頭内腫瘍
- 鼻咽頭内異物

Nasopharyngeal Stenosis

● 症例　4歳／雑種猫（去勢済雄）
咳および鼻閉音を主訴に受診。

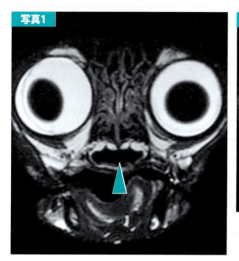

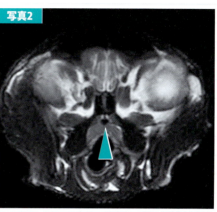

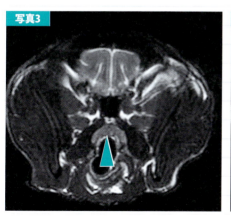

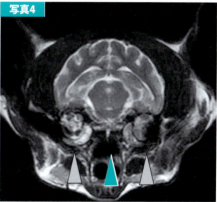

いずれもMRI-T2強調画像横断面である。
写真1→**写真2**→**写真3**→**写真4**の順番で吻側から尾側へと続いている。▲が鼻咽頭部である。**写真1**では鼻咽頭内の空気（黒い部分）が明瞭であるが、**写真2**ではかなり小さくなり、**写真3**ではほとんど確認できない。しかし**写真4**では再び明瞭に鼻咽頭内を確認することができる。△は左右の鼓室胞内を示しており、炎症がおこっている。

頭頸部 歯根端周囲（歯周）膿瘍

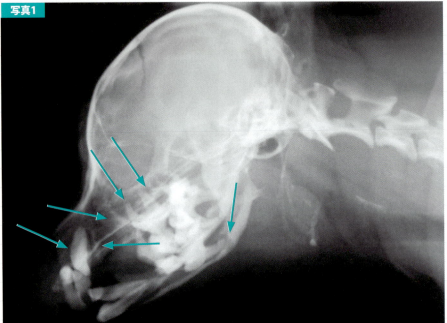

写真1　歯根端周囲膿瘍（犬）
X線側方向像において←で示す歯の根部周囲にX線透過性陰影を認める。

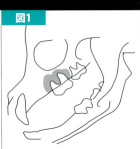

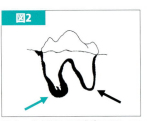

図2　歯根端周囲膿瘍の図
歯根端周囲膿瘍をわかりやすくイラストで示した。←（歯根端周囲膿瘍）と←（正常な歯根部）を比較するとわかりやすい。

Periapical (Periodontal) Abscess

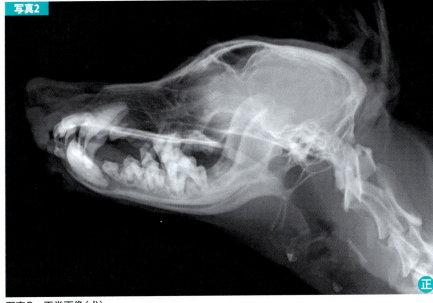

写真2　正常画像(犬)

病態

歯周囲に細菌感染などの炎症が起こると、歯根端部まで波及し歯根周囲組織まで侵される。上顎歯に起こると鼻部まで侵されることがある(犬歯、第3および第4前臼歯で顕著に発生)。重度の歯根端周囲膿瘍になると歯肉の消失により、歯の深部まで露出し、患歯が動揺する。時には、患歯の脱落や、骨髄炎を起こすこともある。
歯を含む口腔内に細菌が繁殖することでしばしば発症する疾患で、犬や猫で見られる最も一般的な歯牙疾患である。

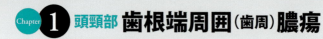

Chapter 1 頭頸部 歯根端周囲(歯周)膿瘍

● 症例　10歳6ヶ月齢／アメリカン・コッカー・スパニエル
約3ヶ月前から右鼻腔から鼻出血、膿性鼻汁、くしゃみ、いびき、呼吸困難がみられるとのことであった。

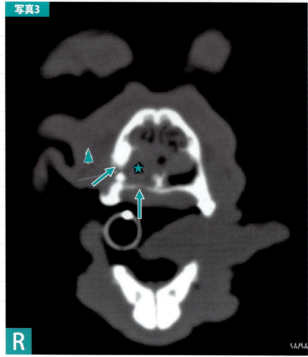

写真3　歯根端周囲膿瘍(CT横断面)
写真1とは異なる症例。
CT検査の結果、右上顎犬歯根部の上顎骨に融解あるいは菲薄化が見られた(←)。
同部位の炎症に伴って周囲の皮膚が腫脹し(▲)、また鼻腔内にも膿性鼻汁が貯留していた(★)。

Periapical(Periodontal) Abscess

画像所見

・膿瘍に伴う歯根部歯根膜部の拡大および同部位のX線透過性亢進
・歯根の進行性吸収
・隣接骨の骨融解像
・隣接軟部組織の腫脹
・鼻腔内鼻汁貯留（上顎骨発生の場合）

鑑別診断

鼻腔内腫瘍（→P.10）
・上顎骨歯根部に発生した場合、容易に鼻腔内に感染が波及し、鼻出血など鼻腔内腫瘍と同じ臨床徴候を示すことがある。

口腔内腫瘍（→P.24）
・歯根端周囲膿瘍によって同部位周囲の歯肉が腫脹するが、肉眼的には扁平上皮癌など口腔内腫瘍と似ていることがある。
筆者は、歯根端周囲膿瘍あるいは歯肉炎と診断し、抜歯を行ったところ、同部位の腫脹した歯肉が扁平上皮癌であった猫を数例経験している。抜歯の際に、周囲の組織を採取し、病理検査をしておくことが重要である。

Chapter 1 頭頸部 口腔内腫瘍

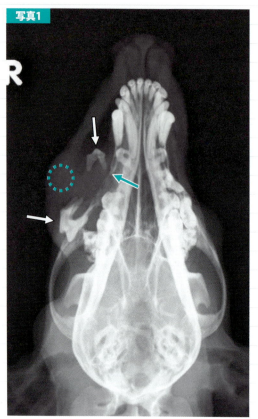

写真1 口腔内腫瘍背腹像（犬）
右上顎前臼歯部において骨破壊像（⬅）および軟部組織の腫脹所見（◯）を認める。また上顎骨の融解によって前臼歯が遊離している（⇦）。

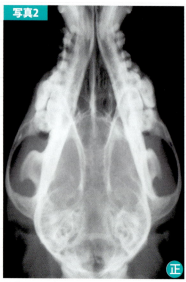

写真2 正常画像（犬）

Intraoral Tumor

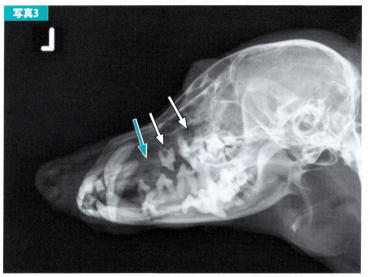

写真3　口腔内腫瘍（側方向像）
写真1と同一症例。**写真1**同様に ⬅ に骨破壊像と ⇐ 前臼歯の遊離を認める。

病態

犬において一般的な腫瘍である。悪性も多く、その場合強い局所浸潤性と高い転移率を有する。猫も悪性が多く強い局所浸潤性を有するが、転移率は犬と比較して一般的に高くない。上顎・下顎・口蓋・頬部に発生する可能性がある。良性・悪性腫瘍ともに発生する可能性がある。

画像所見

X線画像において透過性の低下した軟部組織像を認め、周囲の骨破壊を伴うことがある。

鑑別診断

画像のみでは良性・悪性の区別は難しく、病理生検が推奨される。
X線画像における骨破壊や周囲組織への浸潤の検出感度はCT・MRIに比較して低い。また、骨の50％以上が破壊されないとX線像では描出されない。
従って、より詳細な情報を得るためにはCT・MRI検査が推奨される。

Chapter 1 頭頸部

腎性二次性上皮小体機能亢進症

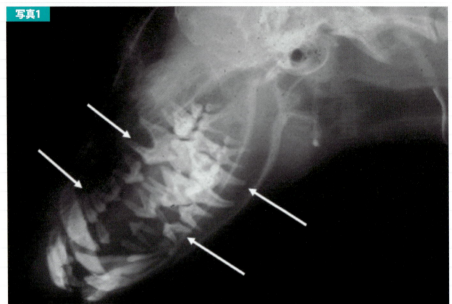

写真1

写真1　腎性二次性上皮小体機能亢進症側方向像（犬）
上顎骨と下顎骨（⇐）の骨濃度を**写真2**の正常同部位と比較すると明らかなX線デンシティーの低下がみられ、骨濃度が減少している。

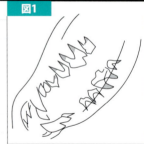

図1

病態

長期にわたる腎不全の結果、腎臓の糸球体濾過率が減少し、高リン血症、低カルシウム血症となる。その結果、上皮小体機能が亢進して上皮小体ホルモンが骨の再吸収とカルシウム放出を促進することで起こる。
顎骨が柔らかくなるためゴムの様な顎として「ラバージョー」とも呼ばれる。

Renal Secondary Hyperparathyroidism

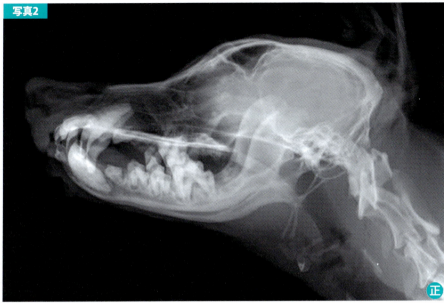

写真2　正常画像（犬）

画像所見

- 骨のミネラル物質が消失し、正常よりも骨の透過性が亢進する。
- 頭蓋骨が最も好発部位。

鑑別診断

- 栄養性二次性上皮小体機能亢進症（→P.60）

頭蓋骨よりも四肢骨や脊椎などの軸骨格における骨の透過性亢進所見が顕著に見られる。

Chapter 1 頭頸部 外耳炎

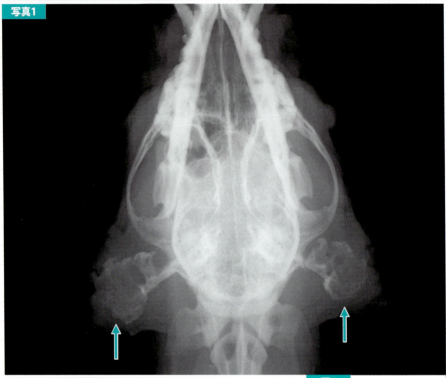

写真1

写真1 外耳炎背腹像（犬）
⬅は外耳道壁が石灰化した左右の外耳道である。
正常所見（**写真2**）の同部位（⬅）と比較すると明らかである。

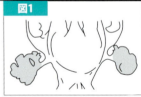

図1

Otitis Externa

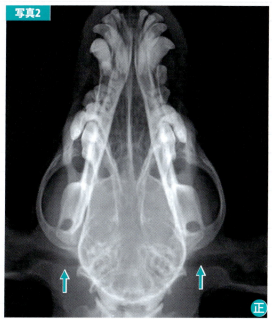

写真2　正常画像（犬）

病態

外耳道に感染が起こることで外耳炎となる。
慢性炎症化すると外耳道壁が石灰化するとともに軟部組織が肥厚し、浸出液が貯留する。また、鼓室胞内にもしばしば炎症が波及する。

画像所見

・外耳道の石灰化
・正常であれば空気の存在を示すX線透過性亢進所見が外耳道内に認められるが、炎症がおこると液体や肥厚した軟部組織によってX線不透過性所見を呈する。

鑑別診断

CTやMRI検査が推奨されるが、画像検査による鑑別に困難な場所がある。
・炎症性ポリープ
・腫瘍

Chapter 1 頭頸部 外耳炎

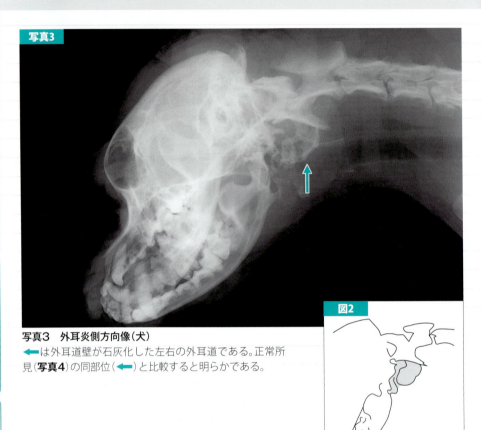

写真3 外耳炎側方向像（犬）
←は外耳道壁が石灰化した左右の外耳道である。正常所見（**写真4**）の同部位（←）と比較すると明らかである。

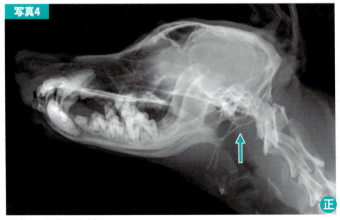

写真4 正常画像（犬）

Otitis Externa

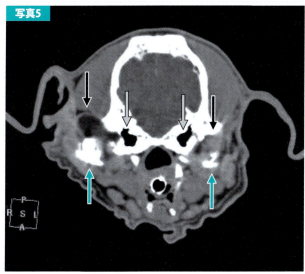

写真5　外耳炎（CT横断面）（犬）

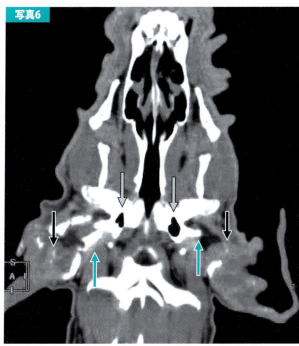

写真6　外耳炎（CT水平断面）（犬）

⬅は石灰化した外耳道壁、◀は外耳道内に貯留した浸出液、あるいは、肥厚した外耳道だと考えられる。⇐は正常な鼓室胞である。

Chapter 1 頭頸部 中耳炎（鼓室胞炎）

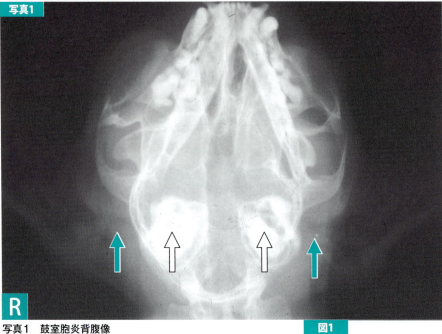

写真1　鼓室胞炎背腹像

図1

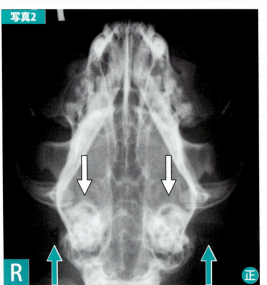

写真2　正常画像

写真1〜3は全て猫の画像である。右鼓室胞と左鼓室胞を比較すると⇐で示す部位においてX線のデンシティーが異なっていることがわかる。鼓室胞が正常な写真2をもとに写真1の画像を見ると右鼓室胞の透過性が左鼓室胞よりも低下しているのがわかる。また、写真1の左右の外耳道（←）は写真2の同部位と比較すると空気の存在を示す外耳道部が狭窄している。

Otitis media

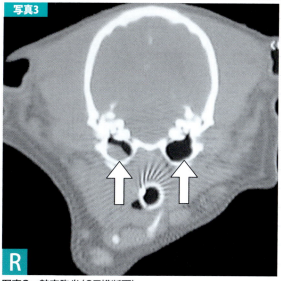

写真3　鼓室胞炎（CT横断面）
右の鼓室胞は左鼓室胞と比較して内部のX線透過性が大部分
において低下している。

病態

鼓室胞内に炎症が起こるとしばしば捻転斜頸やホルネル症候群と呼ばれる縮瞳、眼瞼下垂、第三眼瞼突出などの症状を呈することがある。また、犬では外耳炎から鼓室胞炎に波及することが一般的であるが、猫では口腔内あるいは鼻腔内の細菌が耳管を上行して鼓室胞内に炎症を起こすことが多い。猫の鼓室胞炎では骨を融解して頭蓋内に波及することもある。

画像所見

・鼓室胞内に液体のデンシティーが出現する。片側性に発症することが多いため、正常側との比較で容易に判断できる。
・鼓室胞の壁が肥厚し、不規則な硬化像を認める。

鑑別診断

CTやMRI検査が推奨されるが、画像検査による鑑別に困難な場所がある。
・腫瘍
・鼻咽頭ポリープ（→P.14）
　※猫では有茎ポリープが中耳から咽頭まで伸張していることがある。

Chapter 1 頭頸部 水頭症(すいとうしょう)

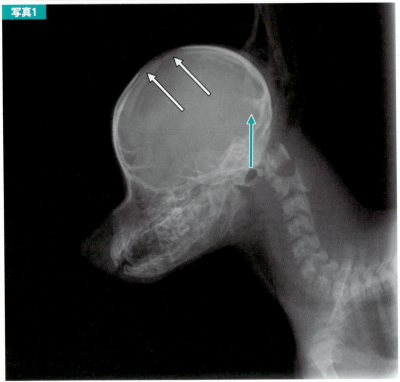

写真1

写真1　水頭症側方向像（犬）
小脳テントが尾側に変位している（⬅）。
また、骨皮質の菲薄化を認める（⇦）。

病態

水頭症とは、脳室に脳脊髄液が貯留する先天性疾患である。その他、他の奇形や異常によって後天的に発症することもある。
脳脊髄液の吸収不良、中脳水道の閉塞、頭蓋奇形などが原因と考えられている。
マルチーズ、ヨークシャー・テリア、チワワ、ポメラニアン、トイ・プードル、シー・ズーなどに好発する。

Hydrocephalus

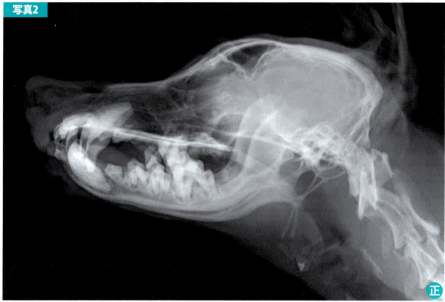

写真2　正常画像（犬）

画像所見

- 頭蓋内のスリガラス様所見
- 頭蓋冠の拡大
- 骨皮質の菲薄化（◁▭）
- 泉門の開存
- 骨性テント（小脳テント）の尾側変位（◀）

鑑別診断

鑑別にはMRI検査が有用である。

- 脳炎

好発犬種	好発猫種
キャバリア・キング・チャールズ・スパニエル、チワワ、チャウ・チャウ、プードル、ボストン・テリア、ポメラニアン、マルチーズ、ヨークシャー・テリア、ラサ・アプソ	シャム

Chapter 1 頭頸部 軸内腫瘍

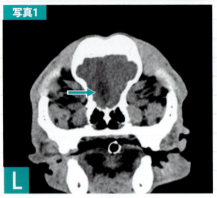

写真1　軸内腫瘍CT横断面（犬）
退形成性希突起膠細胞腫のCT（造影なし）。左前頭葉内傍正中に低吸収病変として認められる（←）。

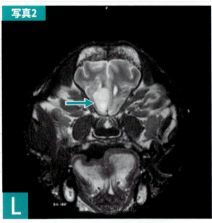

写真2　軸内腫瘍T2強調画像横断面
退形成性希突起膠細胞腫のMRI（**写真1**と同一症例）。**写真2**では、左前頭葉内に、ほぼ一様な高信号病変として認められ、境界は比較的良好に認められる（←）。

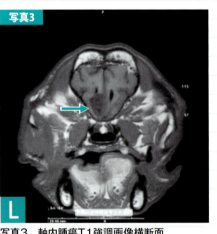

写真3　軸内腫瘍T1強調画像横断面

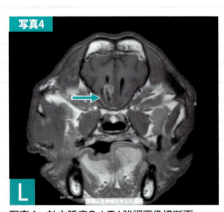

写真4　軸内腫瘍Gd-T1強調画像横断面

T1強調画像（**写真3**）では不均一な低信号を呈し、コントラスト（Gd）増強T1強調画像（**写真4**）ではリング状増強効果を伴う不整形の腫瘤性病変として描出された（←）。

原発性脳腫瘍の好発犬種は以下の通りである。
ゴールデン・レトリーバー、スコティッシュ・テリア、ドーベルマン

Intra-axial Tumor

病態

頭蓋内軸内（実質内）腫瘍には主として神経上皮性腫瘍である広義のグリオーマ、一部の
リンパ腫が含まれる。グリオーマには星状膠細胞腫、希突起膠細胞腫、上衣腫や脈絡叢腫
瘍、神経芽腫、未分化神経外胚葉性腫瘍（PNET）が含まれる。このうち犬では星状膠細
胞腫、希突起膠細胞腫および脈絡叢腫瘍が一般的である。星状膠細胞腫および希突起膠細
胞腫はまさに脳実質内に境界明瞭〜不明瞭な腫大性病変として認められ、脈絡叢腫瘍は主
として脳室内の腫瘤性病変として認められる。星状膠細胞腫や希突起膠細胞腫などの実質
内グリオーマは軸外腫瘍の代表例である髄膜腫に比較してmass effectは弱い。増強効果は
腫瘍タイプや悪性度に依存し、実質内グリオーマの高分化型（Low grade）では増強が認
められず、低分化型（medium〜high grade）になるにつれ、リング状増強効果を含む様
々な程度の増強効果が認められる。脈絡叢腫瘍は元来血液脳関門を欠くために良性のもの
（脈絡叢乳頭腫）でも一様に強く増強される。軸内腫瘍はボクサーに好発するとされる。

画像所見

- CTでは軽度な腫大を伴う境界不明瞭な低吸収域として認められる。造影CTにおける造
  影効果は前述の通り。
- MRIではいずれの腫瘍も概ねT2強調画像、FLAIR画像では高信号、T1強調画像では低信
  号として描出される。
- 実質内に発生するグリオーマにおいて、コントラスト増強T1強調画像は悪性度に依存
  して様々な増強効果が認められる。
- 実質内に発生するグリオーマにおいては、腫瘍は腫瘍周囲性の浮腫と混同していること
  も多く、境界が不明瞭な場合も少なくない。
- 脈絡叢腫瘍は脳室内に球状からカリフラワー状の腫瘤病変として認められ、コントラス
  ト増強T1強調画像で顕著な増強効果を呈する。
- 脈絡叢腫瘍の場合、T2強調画像にて腫瘤が脳脊髄液と同程度の高信号を示すこともあり、
  FLAIR画像が有用となる。

鑑別診断

鑑別にはCTやMRI検査が有用である。
- 脳膿瘍
- 脳炎（特に肉芽腫性髄膜脳脊髄炎）
- 脳出血
- 脳梗塞（急性期）　など

Chapter 1 頭頸部 軸外腫瘍

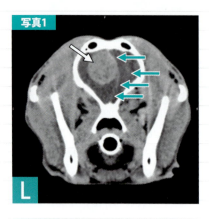

写真1　髄膜腫CT横断面（犬）
脳鎌髄膜腫（移行性）の造影CT。大脳鎌左側から発生した造影剤により増強され、大脳鎌との連続を示すdural tail signを伴った腫瘤が認められ（⇦）、右への大脳鎌偏位（正中偏位）が認められる（←）。

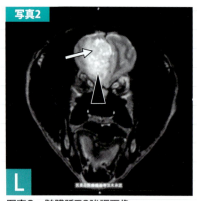

写真2　髄膜腫T2強調画像

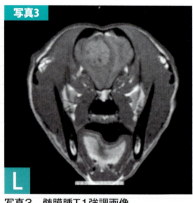

写真3　髄膜腫T1強調画像

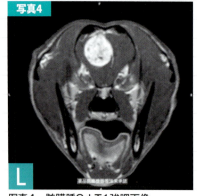

写真4　髄膜腫Gd-T1強調画像

大脳鎌髄膜腫のMRI横断面（**写真1**と同一症例）。**写真1**のCTで認められた腫瘤性病変（⇦）は、T2強調画像（**写真2**）で高信号、T1強調画像（**写真3**）で軽度の高信号として認められ、コントラスト（Gd）増強T1強調画像（**写真4**）では造影CTと同様に大脳鎌へのdural tail signを伴ったほぼ一様に増強される腫瘤として認められる。T2強調像では腫瘤周囲の浮腫（びまん性の高信号）が左大脳皮質に認められる（▲）。

Extra-axial Tumor

病態

一般に犬猫で認められる頭蓋内の軸外腫瘍は髄膜発生の腫瘍（髄膜腫や頭蓋内組織球性肉腫、一部のリンパ腫）および脳神経から発生する神経鞘腫瘍、そして頭蓋骨や脳周囲組織の腫瘍（鼻腔内腫瘍や多小葉性骨腫瘍など）である。犬猫ともに頭蓋内腫瘍で最も発生頻度が高いのが髄膜腫である。動物の髄膜腫は組織学的には9型（髄膜上皮性、線維芽細胞性、移行性、砂粒腫性、血管腫性、乳頭状、粘液性、顆粒細胞性（顆粒細胞性）および退形成性（悪性））に分類されているが、画像上は発生部位により嗅球部、円蓋部、脳底部、大脳鎌、小脳テントなどに分類される。軸外（頭蓋内・実質外）の占拠性病変として認められ、周囲脳は強く圧排される（mass effect）。腫瘍の大きさや発生部位により、様々な程度の頭蓋内圧亢進と正中（大脳鎌）偏位、帯状回ヘルニア、テント切痕ヘルニア、大後頭孔ヘルニアなどが続発する。

画像所見

CT
・やや高吸収の占拠性病変として認められ、腫瘍は造影CTにてほぼ一様に増強される。
・造影CTでは、周囲髄膜との連続性を示すdural tail signも認められる。
・腫瘍サイズや腫瘍の増大速度、周囲血管との関連によって腫瘍周囲の浮腫が低吸収像として認められる場合がある。
・しばしば石灰化や出血、壊死を伴う。

MRI
・最も典型的には、T2強調画像、FLAIR画像で高信号、T1強調画像で等～低信号、コントラスト増強T1強調画像でほぼ一様に増強され、dural tail signを伴う、境界明瞭の軸外腫瘤性病変として描出される。
・しかしながら、髄膜腫の組織型や石灰化、腫瘍内血管、出血・充血、壊死の有無により各々の信号強度は多様である。
・Dural tail signや腫瘍周囲性浮腫の有無もまた上述の通り多様である。
・腫瘍と脳組織の境界は猫では極めて明瞭なことが多いが、犬の場合は組織型にかかわらず（良性）においても不明瞭なことも多い。

鑑別診断

鑑別にはCTやMRI検査が有用である。
・頭蓋内膿瘍
・頭蓋内血腫
・頭蓋内くも膜嚢胞（憩室）など

頭頸部

骨・関節

脊椎

胸部

腹部

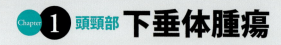

下垂体腫瘍

病態

下垂体の腫瘍はその大きさから微小腺腫（＜10mm）と巨大腺腫（＞10mm）に（但しこのサイズはヒトの分類に従っているため、動物では他の基準が存在する；後述（→P.47））、機能障害（内分泌障害）の有無により機能性腺腫と非機能性腺腫に分類される。

犬では下垂体性副腎皮質機能亢進症（クッシング病）の原因として、機能性微小腺腫（ACTH産生腺腫）が最も一般的である；犬のクッシング症候群のおよそ80％はACTH産生腺腫である。

巨大腺腫は機能性、非機能性に関わらず、その大きさゆえ、間脳や視交叉などの前脳組織を圧迫し、他の脳腫瘍と同様に頭蓋内占拠性病変として神経徴候の原因となる。なお、下垂体は血液脳関門が存在しないため、CTであれMRIであれ、正常でも造影剤により著明に増強されることは画像診断上の大きな特徴の1つである。

画像所見

- CTにおいて下垂体はトルコ鞍内に収納されており、蝶形骨やトルコ鞍によるアーティファクトも相まって、正常な下垂体や微小腺腫の場合は確認が困難なことも少なくない（**写真1A**）。
- 造影CTにて下垂体は造影されるため、腫大した下垂体を確認することは可能なものの（**写真1B**）、微小腺腫か否かの判断は画像のみでは困難であり、臨床徴候および内分泌機能検査の結果と併せて判断する必要がある。
- 巨大腺腫の場合は造影された大きなmass病変が間脳を挙上／侵蝕している様子が確認出来る。
- しかしながら下垂体腫瘍であるのか、下垂体周辺に発生した他の腫瘍であるのかの判断は難しい。

Pituitary Tumor

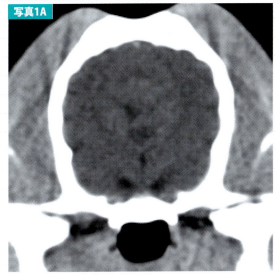

写真1A　CT画像横断面造影前

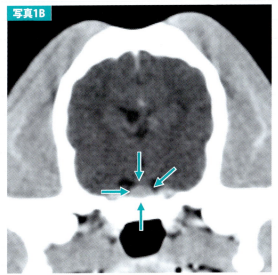

写真1B　CT画像横断面造影後

写真1　犬の下垂体微小腺腫のCT画像横断面。(A)造影前、(B)造影後。造影CTで腫大した下垂体が確認される(←)。

Chapter 1 頭頸部 下垂体腫瘍

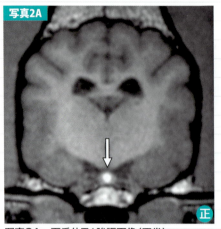

写真2A　下垂体T1強調画像（正常）

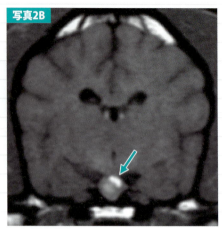

写真2B　微小腺腫T1強調画像

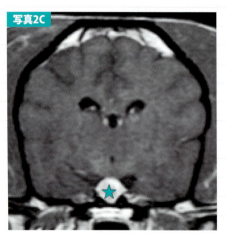

写真2C　コントラスト増強T1強調画像

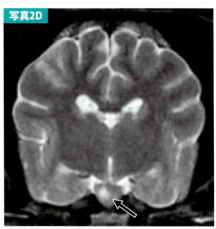

写真2D　T2強調画像

写真2　正常な下垂体のT1強調画像（A）と微小腺腫を発症した犬のT1強調画像（B）、コントラスト増強T1強調画像（C）およびT2強調画像（D）の横断面。正常では下垂体のほぼ中央にT1強調画像で高信号を示す下垂体後葉が認められるのに対し（⇦）、微小腺腫の例では下垂体後葉が左上方に偏位している（⬅）。またコントラスト増強T1強調画像では微小腺腫が存在する領域だけ、周囲の下垂体構造よりも増強効果が弱い（★）。本症例において、腫瘍領域はT2強調画像で高信号を示す（⬅）。

Pituitary Tumor

画像所見

- 下垂体腫瘍の診断においてMRIはその威力を発揮する。正常な下垂体では下垂体後葉（その中に含まれるバソプレッシン）がT1強調画像において高信号を示し、下垂体内のほぼ中央に鎮座する（**写真2A**）。

- このため前葉あるいは中間部に腫瘍が存在すると、この下垂体後葉の高信号領域が偏位する（後葉偏位）（**写真2B**）。

- 微小腺腫では、上記のT1強調画像における後葉偏位と併せて、下垂体サイズの軽度腫大、T2強調画像およびFLAIR画像で高信号が認められる（**写真2D**）。ただしT2強調・FLAIRの高信号を示さないこともある。

- 上述の通り、正常な下垂体は造影剤により顕著に増強される。腺腫もまた一定の増強効果はあるものの、正常な下垂体組織よりも増強効果は弱い。

- このためコントラスト増強T1強調画像では下垂体内の増強効果が不均一となり、淡く増強されている領域が腫瘍を示唆する所見となる（**写真2C**）。

- また下垂体のダイナミック増強検査を行うことで、この下垂体内のコントラスト差はより明確になることが知られている。

下垂体腫瘍の好発犬種は下記の通りである。
シー・ズー、ジャック・ラッセル・テリア、スタッフォードシャー・ブルテリア、プードル、ボクサー、ボストン・テリア、ヨークシャー・テリア

Chapter 1 頭頸部 下垂体腫瘍

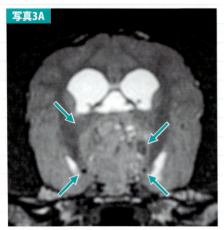

写真3A　T2強調画像横断面

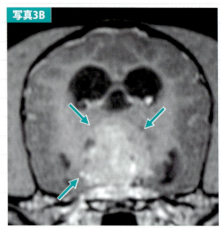

写真3B　コントラストT1強調画像横断面

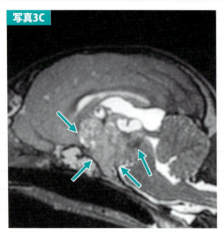

写真3C　T2強調画像正中矢状断面

写真3　巨大腺腫（犬）
(A)T2強調画像横断面、(B)コントラスト増強T1強調画像横断面、(C)T2強調画像正中矢状断面。巨大なmass病変が下垂体窩から上方、前後方向に拡大し、間脳、視交叉、中脳を圧迫する。また腫瘍内にT2強調画像で低信号を示す領域が複数箇所に認められ、腫瘍内出血を示唆している（←）。

Pituitary Tumor

画像所見

- 巨大腺腫（**写真3**）はトルコ鞍部から背側および分尾側方向へ拡大するmass病変として認識され、一般的にはT2強調画像で高信号、T1強調画像で等～低信号、コントラスト増強T1強調画像で増強される。
  またT1強調画像にて微小腺腫と同様、下垂体偏位が確認出来ることもある。巨大腺腫では腫瘍内出血を生じていることも多く、出血箇所はT2強調画像で低信号領域として認められる。さらに周囲血管の変異や巻き込みが認められることもある。
- 前述（→P.42）のように、微小腺腫と巨大腺腫の分類はヒトの10mmを基準で述べられていたが、動物ではこれに当てはまらないとし、下垂体サイズの客観的評価として、下垂体高／脳断面積比（pituitary height/brain area ratio; PB ratio）という測定法が提唱されている。これは造影CTあるいはコントラスト増強T1強調MRIの下垂体高が最も高く描出される横断面において、下垂体の高さとその断面における脳面積を測定して計算する。
- 下垂体高／脳断面積比（PB ratio）の算出は

  RB ratio ＝ 下垂体高（mm） × 脳断面積（mm2）×100

  である。

  RB ratio ≧ 0.31の時、下垂体腫大と判定される。

鑑別診断

鑑別にはCTやMRI検査が有用である。

- 頭蓋咽頭腫
- ラトケ嚢胞
- 脳底部髄膜腫

Chapter 1 頭頸部 甲状腺腫瘍

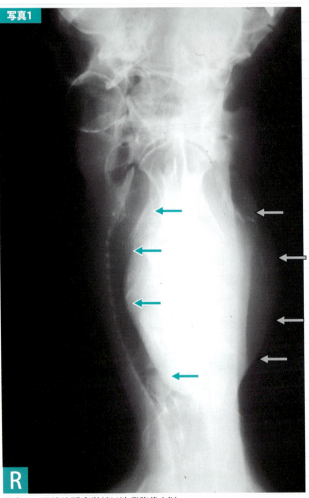

写真1　甲状腺腫瘍単純X線背腹像（犬）
気管が顕著に右側に変位している（⬅）。また同部位に軟部組織腫瘤と思われる構造物を認める（⇐）。

Thyroid Grand Tumor

病態

犬猫の甲状腺腫瘍は稀であり、猫ではより発生が少ない。
片側性の方が多いが、両側性にも発生する。

画像所見

背腹像では気管を左右どちらかに変位させた像が認められる。側方向像では甲状軟骨部に透過性が低下した軟部組織陰影が認められ、腫瘍の浸潤方向によるが、変位した気管も認められる。

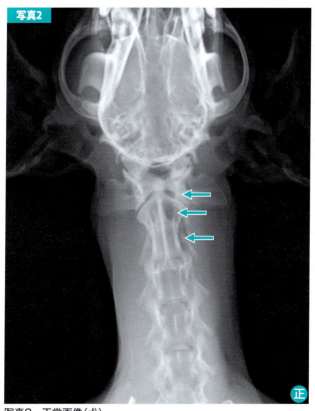

写真2　正常画像（犬）
正常時の気管の位置（←）。

Chapter 1 頭頸部 甲状腺腫瘍

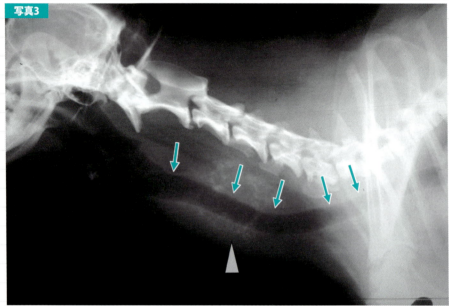

写真3

写真3　甲状腺腫瘍単純X線側方向像（犬）
気管が腹側に変位している（⬅）。
そして腹側に変位している部位では石灰化を伴う軟部組織腫瘤と思われる構造物（▲）を認める。

鑑別診断

・**上皮小体腫瘍、頸動脈小体腫瘍**
X線画像やCT画像のみでの鑑別は難しく、病理生検が推奨される。甲状腺腫瘍は血流が豊富であり、超音波検査にてモザイクパターンを示すことが多い。

・**内側咽頭後リンパ節腫大**
X線画像のみでの鑑別は難しいためCT検査が推奨される。内側咽頭後リンパ節腫大は多くは両側性であり、また一般的には腫大の原因となる原発の腫瘍などが認められる。同時に正常な甲状腺も確認される。

Thyroid Grand Tumor

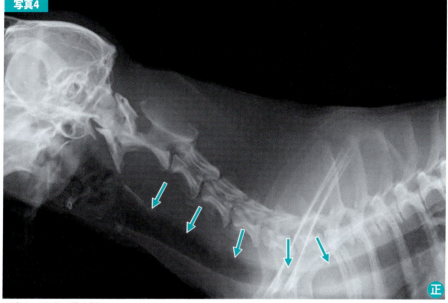

写真4　正常画像(犬)
正常時の気管の位置（←）。

甲状腺腫瘍の好発犬種は下記の通りである。
ゴールデン・レトリーバー、ビーグル、ボクサー

Chapter 1 頭頸部 頭骨下顎骨症

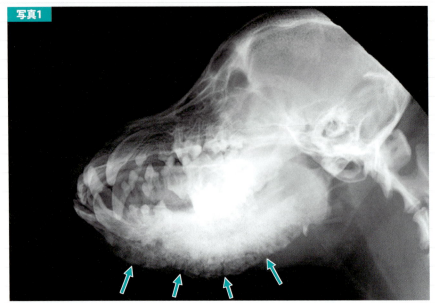

写真1　頭骨下顎骨症側方向像（犬）

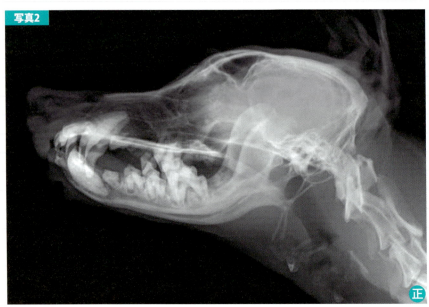

写真2　正常画像（犬）

Craniomandibular Oeteopathy

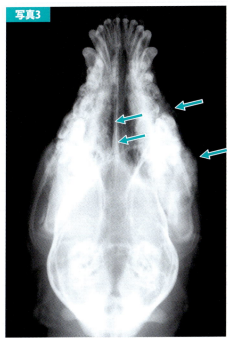

写真3　頭骨下顎骨症背腹像
写真1と同一症例。

写真4　正常画像(犬)

病態

原因不明の疾患で若齢のウエスト・ハイランド・ホワイト・テリアや、スコティッシュ・テリアに好発する。

3～10ヶ月齢頃から開口障害や咀嚼時に疼痛が認められる。頭骨や下顎の腫脹が触診で認められ、疼痛が見られる。また、触診で側頭筋や咬筋の萎縮も認められる。

画像所見

・骨新生が通常下顎骨や頭蓋冠で見られる。
・下顎骨の骨新生は刷子縁状に観察され、溶解所見は見られない。
・下顎骨の腫脹所見が見られる。
・マス状の新生骨が側頭骨錐体部の鼓室胞に出現する。
・**写真1・3**は若齢のウエスト・ハイランド・ホワイト・テリア。
　左右の下顎骨が腫脹し、かつ骨新生が認められる（⬅）。
・稀に四股の骨幹部にも認められることがある（**写真5**）（⇦）。

Chapter 1 頭頸部 頭骨下顎骨症

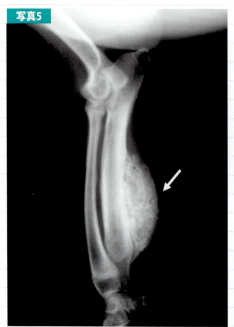

写真5　足に発生した頭骨下顎骨症

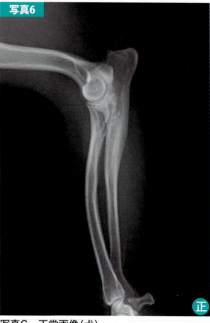

写真6　正常画像（犬）

鑑別診断

発生部位によって、それぞれ以下との鑑別が必要となる。

尺骨骨端遠位部	下顎骨部	頭蓋冠部
・肥大性骨異栄養症 　　　　（→P.80）	・骨髄炎 ・腫瘍 ・先端巨大症（猫）	・髄膜腫（猫） ・先端巨大症（猫） ・ビタミンA過剰症（猫）

Chapter 2 骨・関節

- 正常画像（X線）……………………………54
- 栄養性二次性上皮小体機能亢進症 ·60
- 肥大性骨症 ……………………………64
- 骨軟骨症 ……………………………68
- 股異形成 ……………………………70
- 骨端軟骨の早期閉鎖 …………………72
- 肘異形成（肘突起癒合不全）…………76
- 肘異形成（鉤状突起離断）……………78
- 肥大性骨異栄養症（HOD）……………80
- 汎骨炎 ………………………………82
- 大腿骨頭の無菌性壊死症 ………………84
- 原発性骨腫瘍 …………………………86
- 多発性骨髄腫 …………………………90
- 膝蓋骨脱臼 ……………………………92
- 前十字靱帯断裂症 ……………………96
- 変性性関節疾患 ………………………98
- 非感染性関節炎びらん性関節炎 ………100
- スコティッシュ・フォールドの
  骨軟骨異形成症 ………………………102
- 関節部の腫瘍滑膜肉腫 …………………106
- 多発性軟骨性外骨腫 …………………108
- 滑膜骨軟骨腫症 ………………………110
- 骨折 ……………………………………112

Chapter 2 骨・関節 正常画像（X線）

●前肢における関節構造をⒶ～Ⓙでそれぞれ示す。

- Ⓐ 肘突起
- Ⓑ 肘頭
- Ⓒ 肘頭窩
- Ⓓ 外側上顆
- Ⓔ 肘関節
- Ⓕ 橈骨
- Ⓖ 尺骨
- Ⓗ 外側鉤状突起
- Ⓘ 内側鉤状突起
- Ⓙ 内側上顆

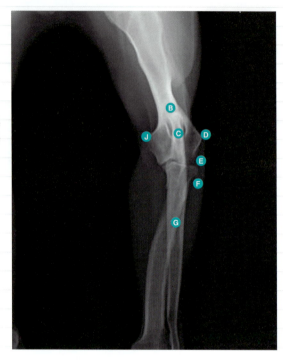
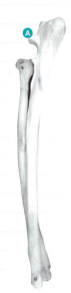
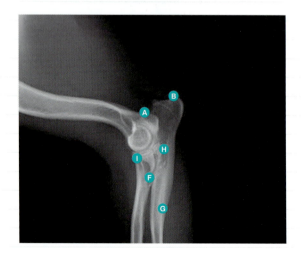

●手根部における関節構造を A〜G でそれぞれ示す。

- A 副手根骨
- B 橈側手根骨
- C 手根骨
- D 中手骨
- E 基節骨
- F 中節骨
- G 末節骨

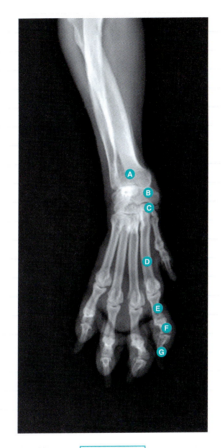

内 側

Chapter 2 骨・関節 正常画像（X線）

●後肢における寛骨付近の構造を🅐〜🅜でそれぞれ示す。

🅐 腸骨稜
🅑 腸骨翼
🅒 腸骨体
🅓 大腿骨頭
🅔 大転子
🅕 小転子
🅖 閉鎖孔
🅗 坐骨臼
🅘 腸　骨
🅙 恥　骨
🅚 寛骨臼
🅛 坐　骨
🅜 坐骨結節

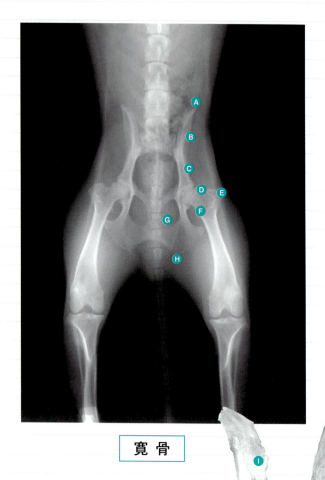

寛骨

●後肢における膝蓋骨付近の構造を🅐～🅗でそれぞれ示す。

🅐 外側腓腹筋種子骨
🅑 内側腓腹筋種子骨
🅒 外側上顆
🅓 顆間窩
🅔 内側上顆
🅕 外側顆
🅖 踵　骨
🅗 膝蓋骨

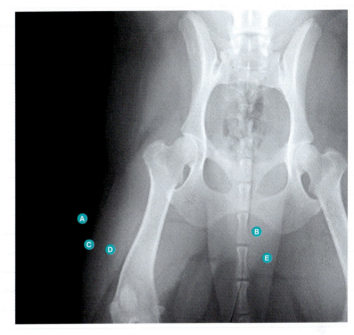

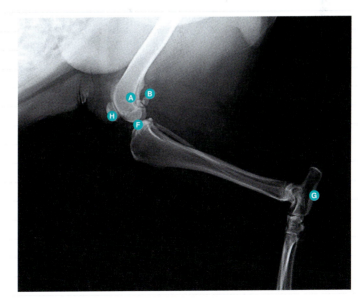

57

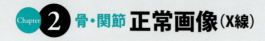

Chapter 2 骨・関節 正常画像（X線）

●後肢における膝蓋骨付近の構造を詳しく🅐～🅗でそれぞれ示す。

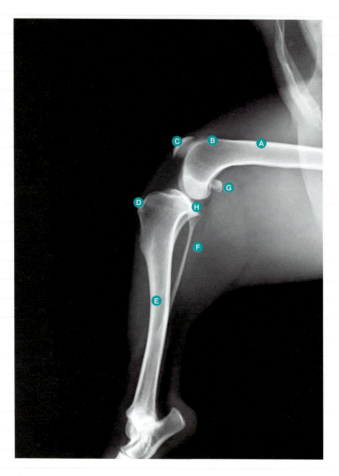

🅐 大腿骨
🅑 滑車隆線
🅒 膝蓋骨
🅓 脛骨粗面
🅔 脛　骨
🅕 腓　骨
🅖 腓腹筋腱の中にある腓腹筋種子骨（内側、外側）

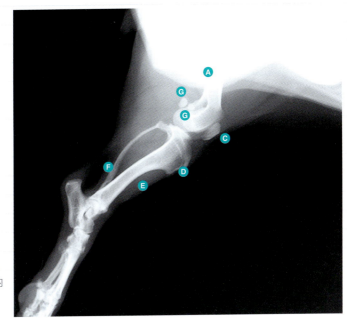

- A 大腿骨
- C 膝蓋骨
- D 脛骨粗面
- E 脛　骨
- F 腓　骨
- G 腓腹筋腱の中にある腓腹筋種子骨（内側、外側）
- H 膝窩筋種子骨
- I 踵　骨
- J 距　骨
- K 中心足根骨
- L 第3足根骨
- M 第4足根骨
- N 中手骨
- O アーティファクト

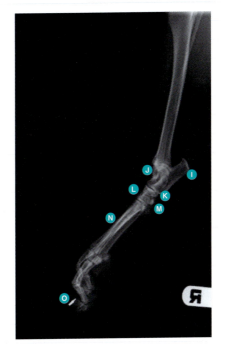

59

Chapter 2 骨・関節 栄養性二次性上皮小体機能亢進症

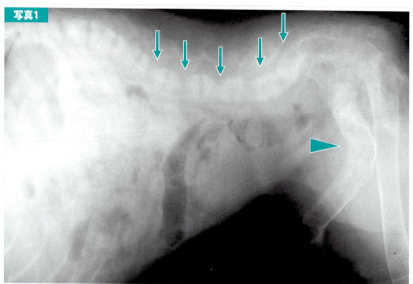

写真1　栄養性上皮小体機能亢進症側方向像
若齢の猫。
骨の形態異常（▲）や脊椎全体の形状に異常が見られる（←）。
写真2の正常と比較すると顕著である。

病態

子猫や子犬など成長期の過程で肉中心の食餌を与えられるとカルシウム不足・リンの過剰となり、上皮小体のＰＴＨ（上皮小体ホルモン）分泌が刺激されて、骨密度の低下や骨格の変形が見られる。骨密度の低下が起こることから四肢の骨折がしばしば認められる。また運動障害に関連した臨床徴候を示し、骨を触診すると疼痛を示す。

Nutritional secondary hyperparathyroidism

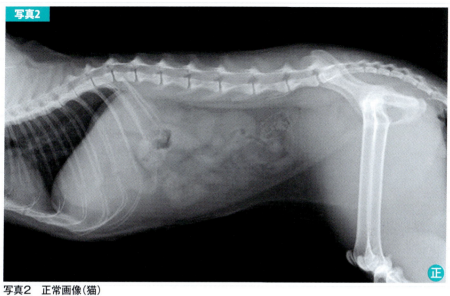

写真2 正常画像（猫）
写真1と骨濃度や骨の形状を比較。

画像所見

・骨皮質の菲薄化像
・骨と軟部組織間のコントラストが著しく減弱
・粗造化した骨梁
・腰椎列が腹側へ弯曲し、脊椎全体の形状に異常がみられる（←）。

鑑別診断

・原発性上皮小体機能亢進症

Chapter 2 骨・関節 栄養性二次性上皮小体機能亢進症

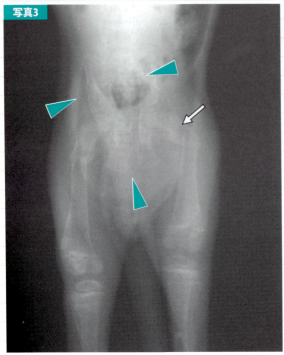

写真3　栄養性上皮小体機能亢進症背腹像
若齢の猫。
骨皮質が菲薄化し、骨と軟部組織とのコントラストが著しく減弱している。また骨がもろいため、易骨折（⇦）となり、骨の形態異常が見られる。（▲）。

Nutritional secondary hyperparathyroidism

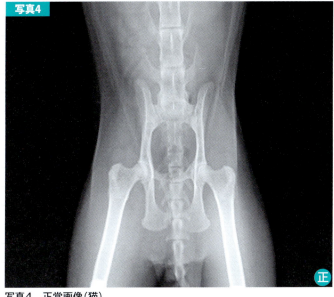

写真4　正常画像(猫)
写真3と骨濃度や骨の形状を比較。

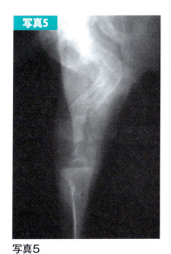

写真5
栄養性二次性上皮小体機能亢進症
写真6の正常と比較し、コントラストの明らかな減弱が見られる。

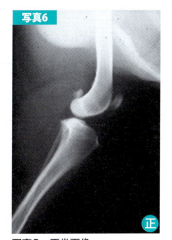

写真6　正常画像

Chapter 2 骨・関節 肥大性骨症

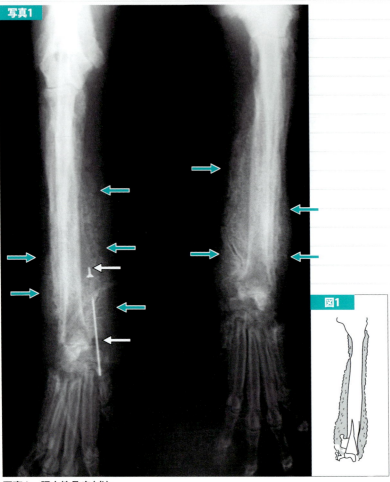

写真1　肥大性骨症（犬）
長骨や指節骨の骨幹に沿って断崖状の骨膜性新生骨が左右対称性に形成される（⬅）。
通常、中手骨や中足骨部から認められることが多い。
⇐は留置針である。

Hypertrophic Osteopathy

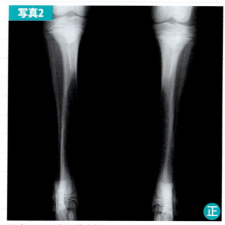

写真2　正常画像（犬）

病態

肥大性骨症とは、原発性肺腫瘍などの腫瘍随伴症候群としてしばしば発生する疾患である。マリー病とも呼ばれる。この発生メカニズムには、
・腫瘍の影響により放出される成長ホルモンが骨膜組織の増殖を刺激
・肺疾患に随伴した肺動静脈シャントが生じ、低酸素血流が末梢の骨膜組織の増殖を刺激
・迷走神経刺激
・血管内皮細胞増殖因子の関与
などが示唆されている。
原発性肺腫瘍のほか、転移性肺腫瘍、膀胱の横紋筋肉腫、食道腫瘍、腎芽細胞腫などの腫瘍、または犬糸状虫症、肺炎、肺膿瘍など非腫瘍性疾患によっても発生することがある。猫では稀である。

画像所見

・通常、四肢に発現する。
・周囲の軟部組織は腫脹する。
・疾患の進行とともに新生骨が次第に平滑となる。
・原疾患が完治すると骨病変も次第に消失する。

鑑別診断

・通常、左右および前後肢に発現することが一般的なので鑑別すべき疾患はない。強いてあげれば骨髄炎。

Chapter 2 骨・関節 肥大性骨症

●症例　11歳3ヶ月齢／ミニチュア・ダックスフント
血尿を主訴に来院。

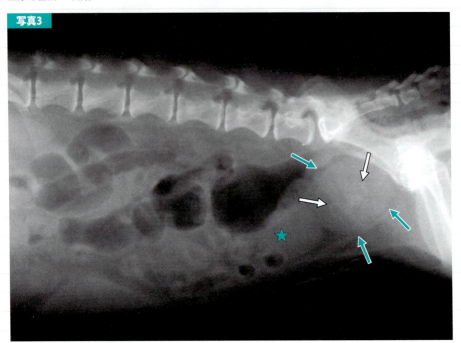

写真3　腹部単純X線側方向像
前立腺の腫大が見られ（⬅）、内部に石灰化所見を認める（⇦）。★は膀胱。

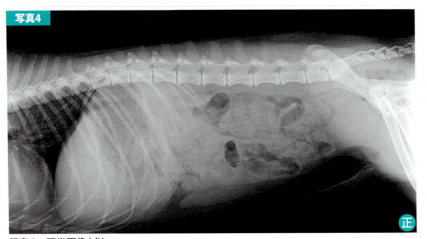

写真4　正常画像（犬）

Hypertrophic Osteopathy

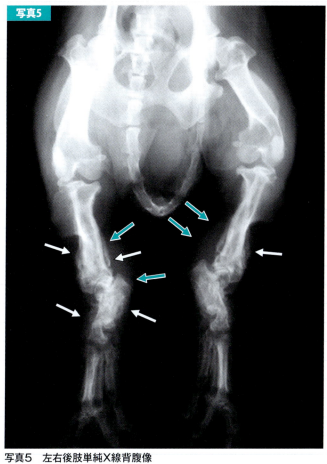

写真5　左右後肢単純X線背腹像
写真3と同一症例。
左右脛骨および踵骨辺縁に断崖状の骨増生を認める。
検査の結果、腫大した前立腺は癌であり、骨増生は肥大性骨症であった。

Chapter 2 骨・関節 骨軟骨症（こつなんこつしょう）

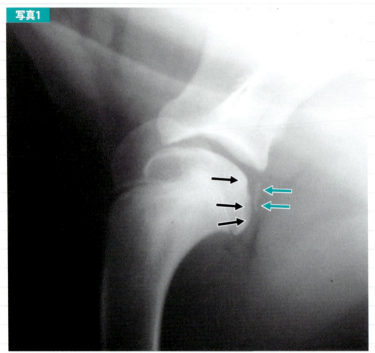

写真1　（離断性）骨軟骨症
若齢の犬。
上腕骨頭尾側部において骨頭のカーブが損なわれており（←）、また近くに遊離した軟骨片と思われる構造物を認める（←）。

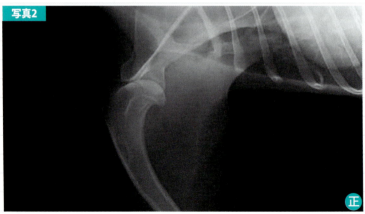

写真2　正常画像（犬）

Osteochondrosis

病態

関節軟骨および骨端軟骨の発育障害である。異常な軟骨内骨化により罹患部位の関節軟骨が肥厚するとともに、深層部の軟骨細胞が死滅し、周囲の軟骨基質の骨化が不良となる。回復することもあるが、死滅した軟骨弁が軟骨下骨の欠損部を覆い、欠損部に正常な軟骨内骨化が起こらず、回復できないことが多い。死滅した軟骨弁は軟骨と軟骨下骨の接合部に付着して残存するか、分離し石灰化する。さらには関節腔内に遊離浮遊することもあり、そのような軟骨弁を「関節鼠」と呼ぶ。

犬の骨軟骨症は4～9ヶ月齢の大型犬に多発し、両側性で上腕骨頭の尾側1/3領域で好発する。

画像所見

・軟骨下骨に欠損部が認められ、上腕骨では上腕骨頭の尾側1/3に存在する。
・欠損部は上腕骨顆、大腿骨顆、および距骨の滑車稜にも認められる。
・欠損部周囲に硬化像を認めることがある。
・石灰化した軟骨の遊離弁が骨欠損部上に認められる。
・X線不透過性の石灰化した軟骨片が関節内に遊離する。通常、肩関節ではこの遊離片が尾側窩内や頭側の関節嚢内に認められる。
・関節面の平坦化を伴う軟骨下骨の欠損像
・進行すると関節内やその周囲に二次的な退行性変化が認められる。

鑑別診断

・外傷

骨軟骨症の好発犬種は下記の通りである。
アイリッシュ・ウルフハウンド、イングリッシュ・シェパード、
オールド・イングリッシュ・シープドッグ、クーバース、グレートデン、ゴールデン・レトリーバー、
ジャーマン・シェパード・ドッグ、セント・バーナード、ダルメシアン、
チェサピーク・ベイ・レトリーバー、ニューファンドランド、バーニーズ・マウンテンドッグ、
ピレニアン・マウンテン・ドッグ、ブービエ・デ・フランダース、ブルマスティフ、ポインター、
ボーダー・コリー、ボクサー、マスティフ、ミュンスターレンダー、ラブラドール・レトリーバー、
ローデシアン・リッジバック

Chapter 2 骨・関節 股異形成（こいけいせい）

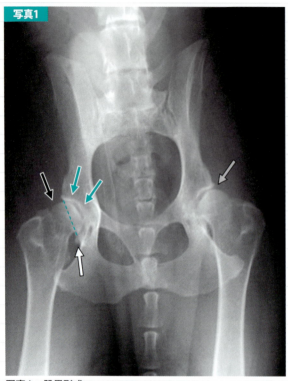

写真1　股異形成

写真1、**写真2**ともに成熟した大型犬。
寛骨臼の背側縁（A：-----）内に大腿骨頭の50%未満しか包含されていない（▲）。寛骨臼前方有効端が鈍化しており（⇐）、寛骨臼辺縁の軟骨下骨が骨化している（A：←）。
大腿骨頸部に新生骨が形成され（←）、二次性関節病変が見られる（⇦）。

好発犬種	好発猫種
アラスカン・マラミュート、イングリッシュ・シェパード、エアデール・テリア、オールド・イングリッシュ・シープドッグ、キースホンド、クーバース、クーンハウンド、ゴードン・セター、ゴールデン・レトリーバー、サモエド、シャー・ペイ、ジャーマン・シェパード・ドッグ、シュナウザー、スプリンガー・スパニエル、セント・バーナード、チェサピーク・ベイ・レトリーバー、チャウ・チャウ、ナポリタン・マスティフ、ニューファンドランド、バーニーズ・マウンテンドッグ、ビアデッド・コリー、ピレニアン・マウンテン・ドッグ、ブービエ・デ・フランダース、ブラッドハウンド、ブリタニー・スパニエル、ブル・ドッグ、ブルマスティフ、ポインター、ボーダー・コリー、ポルトガル・ウォーター・ドッグ、マスティフ、ラブラドール・レトリーバー、ローデシアン・リッジバック	メイン・クーン

Hip Displasia

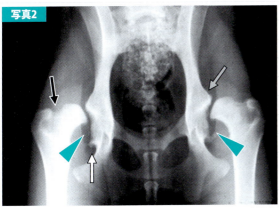
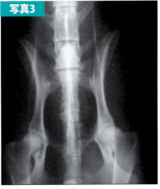

写真2　股異形成　　　　　　　　写真3　正常画像

病態

成長期の犬に発症する股関節大腿骨頭の亜脱臼あるいは完全脱臼を特徴とする疾患である。大型犬種、特にレトリーバー種において好発する。

遺伝性要因が疑われ、急速な成長や過剰な栄養摂取、過剰な運動による関節への異常なストレスなどが相まって発症しやすい。

大腿骨頭と寛骨臼の異常な発育により生じる障害であり、股関節が緩むことによって大腿骨と寛骨臼の安定性が損なわれ、両者が不均一に接触することで形態異常が生じる。

画像所見

- 寛骨臼前方有効端の鈍化
- 寛骨臼辺縁の軟骨下骨の硬化
- 寛骨臼が浅い
- 大腿骨頸部に新生骨形成
- 大腿骨頭が亜脱臼または脱臼
- 大腿骨頸部の関節嚢付着部に沿って高デンシティーラインが出現する。
- 二次性関節病変
- 二唇形成

鑑別診断

- 骨軟骨症（→P.68）
- レッグ・ペルテス病（→P.84）
- 骨折（→P.112）

Chapter 2 骨・関節 骨端軟骨の早期閉鎖

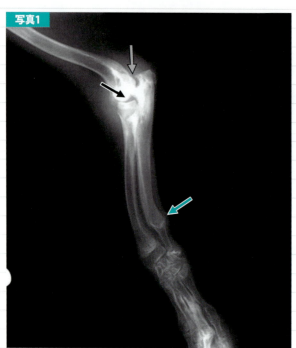

写真1　尺骨遠位端早期閉鎖側方向像
若齢の犬。
尺骨遠位端が早期に閉鎖し、成長板が骨化している（⬅）。早期閉鎖に伴って橈骨が軽度弯曲している。
また橈骨近位端（⬅）および尺骨近位端（⬅）が亜脱臼している（**写真2**の正常と比較）。

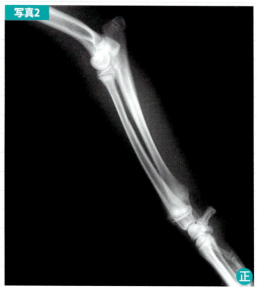

写真2　正常画像

Premature Closure of Physes cartilage

病態

外傷や成長障害などによって骨端軟骨が早期に閉鎖する。骨端軟骨の早期閉鎖は、どの骨端軟骨にも起こるが、尺骨遠位端の早期閉鎖および近位端の早期閉鎖、そして橈骨遠位端の早期閉鎖および近位端の早期閉鎖などが臨床的に問題となる。橈骨と尺骨では遠位端に起こりやすく、尺骨遠位端は尺骨の成長に80%以上関与していることから尺骨の成長遅延が起こる。

一方、橈骨は正常通りに成長する。そして橈骨遠位端は橈骨の成長に約75%程度関与していることから、尺骨の成長遅延に伴い、橈骨は頭側へ弯曲し、遠位部は外側へ偏り、肢端が外反する。また肘関節部において亜脱臼が発生するほか、手根関節のゆがみが生じることがある。

画像所見

・尺骨遠位の成長板（骨端軟骨）は部分的または全体に骨化する。
・様々な程度に橈骨が弯曲する。
・橈骨尾側の皮質が次第に肥厚する。この肥厚は最も弯曲している部位で顕著。
・頭尾側像では前肢の遠位が外側に偏り、肢端が外反する。
・手根骨が変形することがある。
・肘が亜脱臼を起こすことがある。
・肘関節部および手根関節部に二次性変形性関節症が起こることがある。

鑑別診断

・骨軟骨異形成（→P.102）
・尺骨遠位骨幹端の軟骨芯遺残症
・肘の開大または軟骨内骨形成不全

Chapter 2 骨・関節 骨端軟骨の早期閉鎖

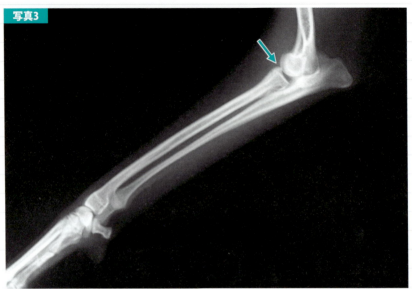

写真3　橈骨遠位早期閉鎖側方向像
⬅に亜脱臼が見られる。

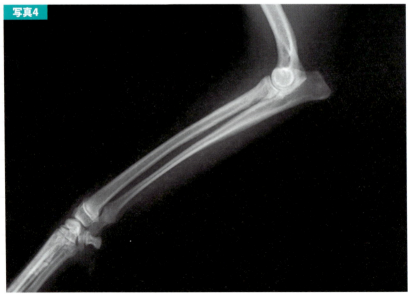

写真4　写真3と同一症例の健側肢

Premature Closure of Physes cartilage

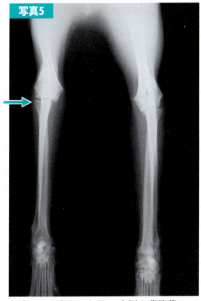

写真5　写真3・4と同一症例の背腹像
若齢の犬。
右前肢の橈骨遠位端が早期閉鎖したが尺骨は正常通りに成長したために、橈骨が肘関節部で亜脱臼している（←）。

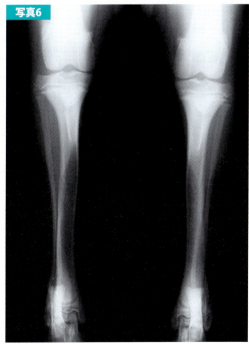

写真6　正常画像

Chapter 2 骨・関節 肘異形成（肘突起癒合不全）

肘異形成には肘突起癒合不全（Ununited Anconeal Process）と鉤状突起離断（Fragmented Coronoid Process）の二つがある。

・肘突起癒合不全 (Ununited Anconeal Process)

写真1

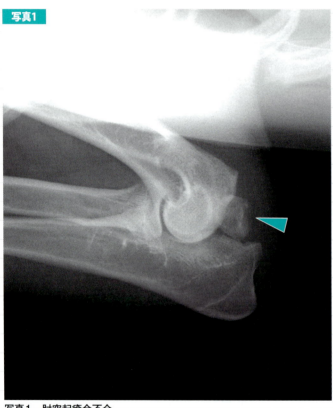

写真1　肘突起癒合不全
若齢の大型犬。
肘突起が肘頭から分離している（▲）。

Elbow Displasia (Ununited Anconeal Process)

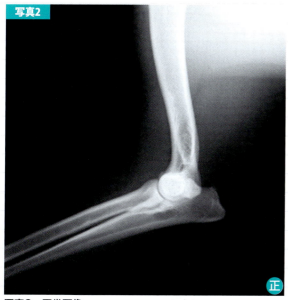

写真2　正常画像

病態

大型犬種に認められることが多い。大型犬種では、肘突起の骨化中心が離れて存在しており、通常4～6ヶ月齢で尺骨の骨幹と癒合する。しかし、何らかの理由によって尺骨との癒合が起こらなければ、肘突起の一部あるいは全体が尺骨から分離したままとなり、その結果肘関節は不安定となり、関節内で遊離し、二次性変形性関節症が起こる。

画像所見

・肘突起と尺骨の間にX線透過性の分離線が認められ、上腕骨内側上顆の骨端軟骨が分離して認められる。
・分離線の辺縁に硬化像を認めることが多い。
・慢性経過により、二次性変形性関節症所見が見られる。

鑑別診断

・骨折（→P.112）

Chapter 2 骨・関節 肘異形成（鈎状突起離断）

・鈎状突起離断（Fragmented Coronoid Process）
●症例　8歳3ヶ月齢／オーストラリアン・ケルピー

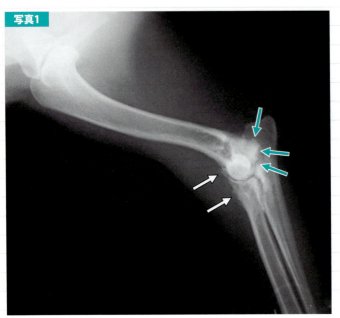

写真1

写真1　内側鈎状突起癒合不全
内側上顆縁が硬化像を呈し、かつ辺縁が不整となっている（⬅）。
上腕骨小頭の外側部から橈骨粗面にかけて変形性関節症を認める
（⬅）。正常像と比較。

病態

尺骨の内側および外側面にある鈎状突起の癒合不全による分離が若齢の中〜大型犬で見られる。雄に多く、通常は両側性である。慢性経過により二次性変形性関節症が起こる。

画像所見

・橈骨の近位頭側領域において二次性変形性関節症を示唆するX線透過性の低下所見。
・尺骨の軟骨下硬化症が見られることがある。

鑑別診断

・骨折（→P.112）

Elbow Displasia (Fragmented Coronoid Process)

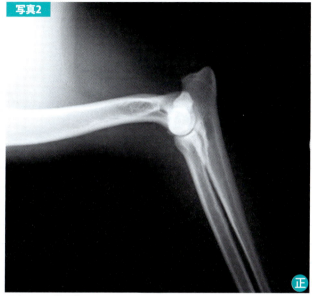

写真2　正常画像

肘異形成の好発犬種は以下の通りである。
アイリッシュ・ウルフハウンド、セント・バーナード、チャウ・チャウ、
ニューファンドランド、バーニーズ・マウンテンドッグ、バセット・ハウンド、
ブービエ・デ・フランダース、ブル・テリア、ブルマスティフ、
ポメラニアン、マスティフ、ラブラドール・レトリーバー、ローデシアン・リッジバック

Chapter 2 骨・関節 肥大性骨異栄養症(HOD)

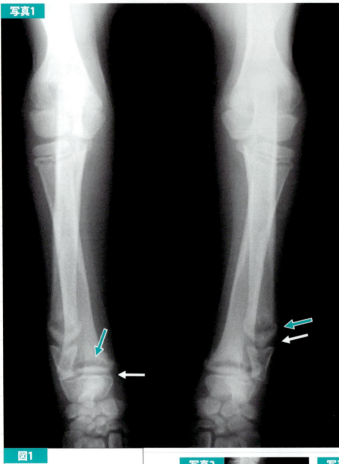

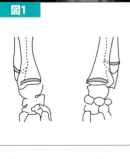

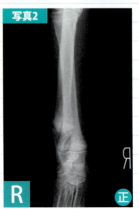

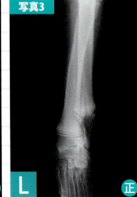

写真1 肥大性骨異栄養症背腹像(犬)
本来の骨端線は⇦であるが、⬅で示すようにもう1本の骨端線があるかのように見える。**写真2・3**の正常として比較。

Hypertrophic Osteodystrophy

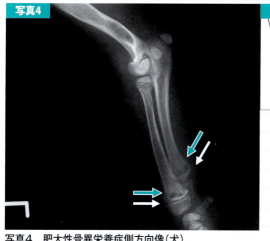
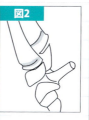
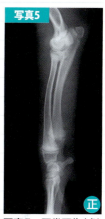

写真4　肥大性骨異栄養症側方向像（犬）　　　　　写真5　正常画像（犬）

病態

成長速度の速い大型犬種の若齢期（2～8ヶ月齢）に見られる。アイリッシュ・セッターに好発するとされる。骨幹端骨症、若齢性壊血病とも呼ばれる。イヌジステンパーウイルスの関与が示唆されているとも考えられているが、関係ないとの論文もあり、明確な病因は不明である。その他、カルシウムとリンの食餌性アンバランスとの説もある。骨幹端部に有痛性腫脹が認められ、橈骨、尺骨、脛骨の遠位部に好発する。時に、41℃くらいまでの発熱や食欲不振を伴うこともある。両側性に発生し、また自己限定性疾患である。

画像所見

・骨幹端部に骨端線と類似したX線透過性の帯状陰影が特徴的である（⬅で示す。⇦は骨端線）。あたかも骨端線が2本あるかのように見える。進行とともにX線透過性の帯状陰影は拡大する。
・X線透過性の帯状陰影周囲の骨は硬化所見を示し、骨梁陰影は消失する。
・骨端軟骨（骨端線部、成長板とも呼ばれる）の幅は正常。

鑑別診断

・骨幹端骨髄炎
・頭蓋下顎骨症の非典型的発現
・犬白血球粘着不全症

Chapter 2 骨・関節 汎骨炎（はんこつえん）

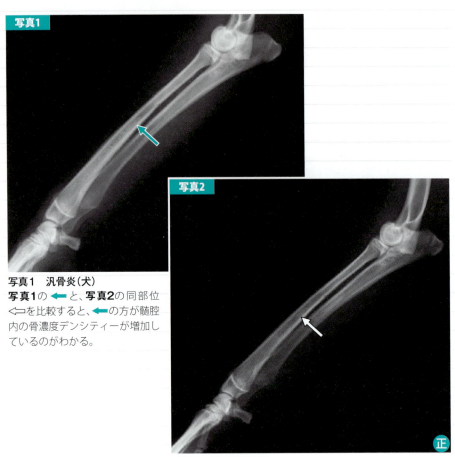

写真1　汎骨炎（犬）
写真1の ⬅ と、写真2の同部位 ⇦ を比較すると、⬅ の方が髄腔内の骨濃度デンシティーが増加しているのがわかる。

写真2　正常画像（犬）

汎骨炎の好発犬種は下記の通りである。
アイリッシュ・ウルフハウンド、秋田犬、アフガン・ハウンド、
アメリカン・スタッフォードシャー・テリア、イングリッシュ・シェパード、
ウエスト・ハイランド・ホワイト・テリア、グレートデン、シャー・ペイ、
ジャーマン・シェパード・ドッグ、シュナウザー、スプリンガー・スパニエル、セント・バーナード、
ダルメシアン、チェサピーク・ベイ・レトリーバー、チャウ・チャウ、ドーベルマン、
ナポリタン・マスティフ、ニューファンドランド、バーニーズ・マウンテンドッグ、バセット・ハウンド、
ピレニアン・マウンテン・ドッグ、ブル・テリア、ブル・ドッグ、ポインター、ボクサー、マスティフ、
ラブラドール・レトリーバー、ローデシアン・リッジバック、ワイマラナー

Panosteitis

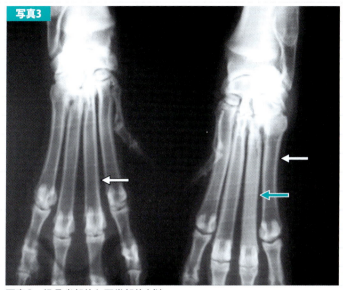

写真3 汎骨炎部位と正常部位（犬）
⬅の髄腔内は⇐の同部位正常側と比較して顕著に骨濃度デンシティーが増加している。

病態

原因不明の自己限定性疾患。5〜18ヶ月齢のジャーマン・シェパードなどの大型犬に好発する。骨幹の内骨膜および髄腔にある骨芽細胞と線維芽細胞の活性が増加する。跛行が主な臨床徴候である。上腕骨、橈尺骨、大腿骨、脛骨の1つまたは複数に好発する。

画像所見

- 正常な骨梁陰影が消失し、罹患骨の髄腔内デンシティーが増加する。
- 増加の領域がさらに増強すると、骨髄腔内に点状、斑状の模様が数ヶ所に出現する。
- 骨内膜骨の肥厚
- 病変は一般に骨の栄養管付近が最も顕著

鑑別診断

- 主に骨髄炎
- その他、腫瘍の骨転移、骨梗塞、大理石病など。

Chapter 2 骨・関節 大腿骨頭の無菌性壊死症

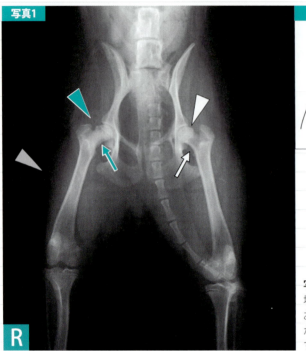
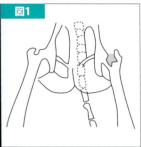

写真1　無菌性壊死症（犬）

写真1
壊死によって大腿骨頭部におけるデンシティーの減少が確認できる（▲）、△で示す正常部と比較。

病態

レッグ・ペルテス病、虚血性大腿骨頭壊死症とも呼ばれる。成長過程の小型犬（ヨークシャー・テリア、ミニチュア・プードルなど）に発症するが、病因は明らかではない。大腿骨頭部の骨端領域への血液供給が部分的に喪失するため、その領域の骨が壊死する。損傷部分に対しては肉芽組織や新生骨形成で修復しようとするが、うまく修復されないと骨頭部は壊死する。後肢の跛行が一般的な臨床徴候である。

画像所見

・壊死によって大腿骨頭部のデンシティーが減少する（**写真1**（▲）、△で示す正常部と比較）。時に骨頸部にまで及ぶこともある。
・大腿骨頭部は正常な円形の輪郭が消失し、次第に扁平する。
・股関節の関節腔は正常よりも次第に幅広くなる。
・寛骨臼が浅くなり、その頭側縁は大腿骨頭の変形に伴い扁平化し、亜脱臼をおこすことがある。

Aseptic necrosis of the femoral head

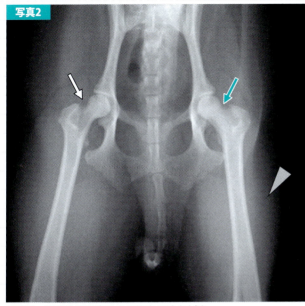
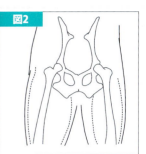

写真2　無菌性壊死症による筋肉の減少（犬）

- 大腿骨頸部が次第に肥厚し、関節周囲の新生骨形成を伴う二次性変性性変化が出現する（**写真1**、**写真2**ともに ⬅。正常な⇐と比較）。
- 長期の跛行により、大腿部の筋肉量が減少する（**写真1**、**写真2**の△で示した病変部の筋肉をそれぞれ正常な対側と比較）。

鑑別診断

- 敗血症性関節炎
- 肘異形成（犬）（→P.76、78）
- 変性性の関節疾患を伴った外傷性骨折
- 腫瘍

大腿骨頭の無菌性壊死症における好発犬種は下記の通りである。
ウエスト・ハイランド・ホワイト・テリア、ケアーン・テリア、チワワ、パグ、プードル、マンチェスター・テリア、ミニチュア・ピンシャー、ヨークシャー・テリア、ラサ・アプソ

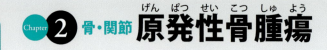

Chapter 2 骨・関節 原発性骨腫瘍

病態

骨肉腫は犬の原発性骨腫瘍の約85%を占める。中年齢～高齢の大型犬あるいは超大型犬に好発する。発症中央年齢は7歳齢だが、小さなピークが18～24ヶ月齢においても見られる。骨肉腫は、大部分が四肢に発生し、体軸骨格発生と続く。長骨の骨幹端部に好発し、上腕骨近位部、橈尺骨遠位部、大腿骨遠位部、脛骨近位部および脛骨遠位部において好発する。挙動は高い転移率を示し、診断時には多くの場合で肺転移が成立している。

画像所見

・骨幹端部にある正常な骨梁陰影が消失する。
・腫瘍の成長に伴って骨皮質は破壊されるか、拡張して菲薄化する。
・サンバースト型や無秩序型と呼ばれる骨膜反応を呈し、針状骨の新生骨が周囲の軟部組織に向かって浸潤する。
・患部と正常骨部との間に明瞭な境界がない。
・病変部の骨膜が徐々に隆起し、骨膜下に新生骨が形成される。隆起した骨膜、骨の骨幹、病変部の3者間に三角形の新生骨形成を認めることがあり、コッドマンの三角と呼ばれる。
・病巣は骨幹端に発生するが、通常関節腔や軟骨下骨には波及しない。
・病的骨折を起こすことがある。
・しばしば肺転移を起こす。

鑑別診断

・真菌性骨髄炎
・細菌性骨髄炎
・外傷
※原発性骨腫との鑑別は関節腔に波及しているか否かである。

転移性骨腫瘍と原発性骨腫瘍の画像上の主な鑑別
　①原発性骨腫瘍が主に単骨性であるのに対し、転移性骨腫瘍は多骨性
　②原発性骨腫瘍が主に骨幹端発生が一般的に対し、転移性骨腫瘍は骨の栄養孔付近の発生が多い。

Original Bone Tumors

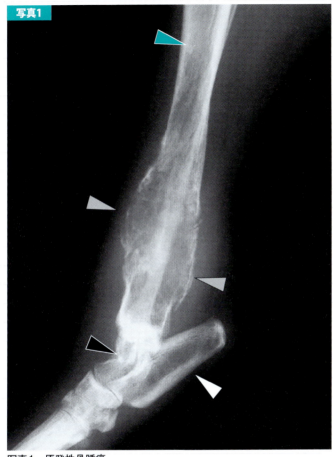

写真1　原発性骨腫瘍
成熟した大型犬。
骨皮質は拡張とともに菲薄化している(△)。
骨構造は破壊されているが、患部と正常骨部との間に明瞭な境界がない(▲)。
しかし、距骨(▲)および踵骨(△)は全く正常であり、関節を越えてはいない。

Chapter 2 骨・関節 原発性骨腫瘍

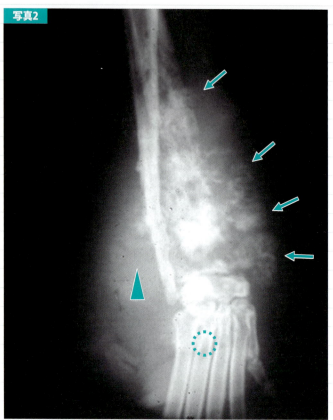

写真2 原発性骨腫瘍
成熟した大型犬。
無秩序型の骨膜反応を呈し、針状骨の新生骨が見られる（←）。
患部周囲の軟部組織が顕著に腫脹している（▲）。
しかし、患部に近い中足骨（⚪）は、全く波及せず正常所見である。
写真3の正常と比較。

Original Bone Tumors

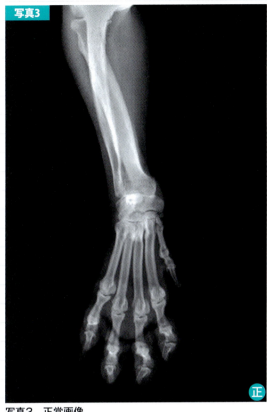

写真3 正常画像

原発性骨腫瘍の好発犬種は下記の通りである。
アイリッシュ・ウルフハウンド、アイリッシュ・セッター、グレート・デン、
グレーハウンド、スコティッシュ・ディアハウンド、セント・バーナード、
ニューファンドランド、ボクサー、レオンベルガー、ロットワイラー

Chapter 2 骨・関節 多発性骨髄腫(たはつせいこつずいしゅ)

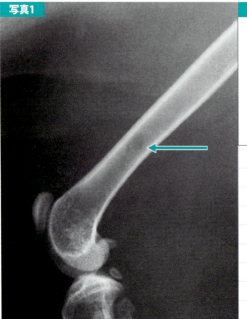

写真1　多発性骨髄腫側方向像(犬)

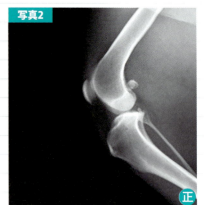

写真2　正常画像

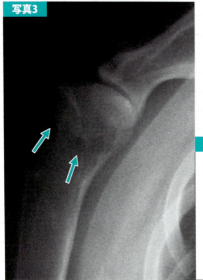

写真3　多発性骨髄腫側方向像(犬)

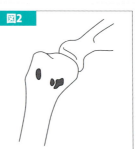

Multiple Myeloma

病態

多発性骨髄腫は、形質細胞の腫瘍であり、扁平骨や長骨の骨端など複数の部位に境界明瞭な骨溶解所見（パンチアウト所見）を示す。

なお、ベンス・ジョーンズ蛋白尿、骨溶解所見（パンチアウト所見)、単クローン性ガンマグロブリン異常、腫瘍性形質細胞または骨髄内の形質細胞増加のうち、2つ以上が認められるとき、本疾患と診断される。

画像所見

・複数の境界明瞭な骨溶解所見（パンチアウト所見）を示す（←）。
・扁平骨や長骨などに好発する。
・周辺組織に反応は認められない。

鑑別診断

・骨溶解性骨転移
・組織球肉腫
・多発性骨嚢胞
・骨幹端の骨髄炎
・内軟骨腫症

《その他病変の鑑別》

単骨性	多骨性
・原発性骨腫瘍（P.86）	・外傷
・外傷	・血行性癌
・局所感染	・骨髄の癌
	・血行性感染
	・代謝性疾患

Chapter 2 骨・関節 膝蓋骨脱臼(しつがいこつだっきゅう)

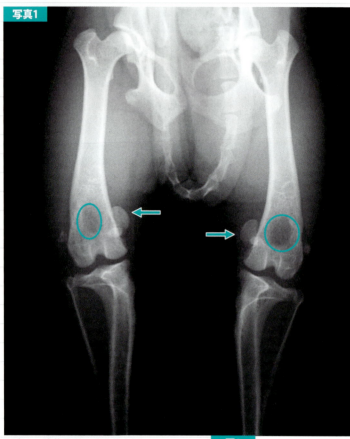

写真1　膝蓋骨脱臼背腹像(犬)
膝蓋骨(⬅)が、大腿骨の内側に位置している。
正常であれば○に位置する。

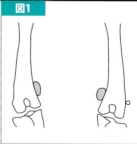

図1

Luxation of the patella

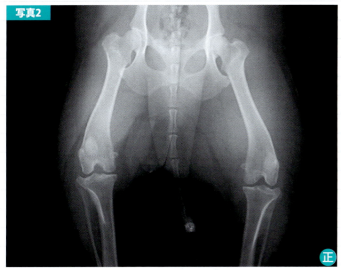

写真2　正常画像（犬）

病態

先天性もしくは発育性。

通常、トイ犬種で好発する。片側性あるいは両側性である。通常、大腿四頭筋構造の発育性配列不良に起因し、大腿骨頭ならびに大腿骨頸部の前傾と内反股が徐々に減少し、膝関節が外側方向に回転して二次的に脱臼する。その他、大腿骨滑車の奇形、大腿骨遠位端と脛骨近位端間の歪みなどによっても起こる。ほとんどの場合内方に膝蓋骨が脱臼するが、大型犬では外方脱臼が見られることがある。間欠的な跛行の臨床徴候があり、通常触診で膝蓋骨の変位が確認できる。

画像所見

- 背腹像において膝蓋骨が大腿骨の内側（←）か、外側に位置している（⇐）。（正常なら青円部に位置している）。
- 側方向像では膝蓋骨が大腿骨顆と重複している。
- 脛骨近位部の弯曲および回転、大腿脛骨関節結合の角度異常など、膝蓋骨脱臼に併発した骨異常を認めることが多い。
- 変形性関節疾患による二次変化が認められることがある。

鑑別診断

無し。

Chapter 2 骨・関節 膝蓋骨脱臼

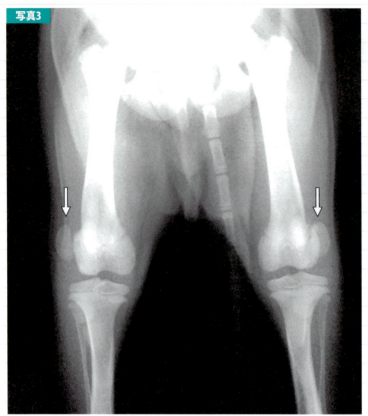

写真3 膝蓋骨外方脱臼
膝蓋骨（⇦）が、大腿骨の外側に位置している。
写真4の正常と比較。

Luxation of the patella

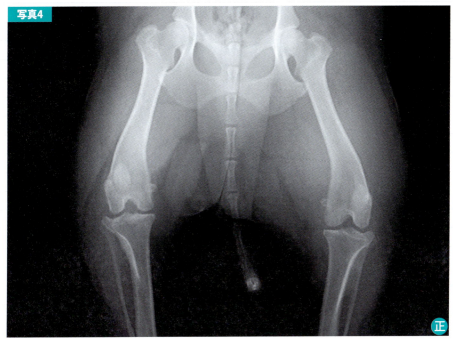

写真4　正常画像

膝蓋骨脱臼における好発品種は以下の通りである。

好発犬種(小・中型)	好発犬種(大型)	好発猫種
オーストラリアン・キャトル・ドッグ、オーストラリアン・テリア、キースホンド、キャバリア・キング・チャールズ・スパニエル、ケアーン・テリア、コッカー・スパニエル、シー・ズー、シャー・ペイ、シルキー・テリア、チャウ・チャウ、チワワ、狆、パグ、バセット・ハウンド、パピヨン、ビション・フリーゼ、プードル、フォックス・テリア、ブル・テリア、ブル・ドッグ、ペキニーズ、ポメラニアン、マルチーズ、ミニチュア・ピンシャー、ヨークシャー・テリア、ラサ・アプソ	秋田犬 ラブラドール・レトリーバー ピレニアン・マウンテン・ドッグ フラットコーテッド・レトリーバー	アビシニアン

Chapter 2 骨・関節 前十字靱帯断裂症

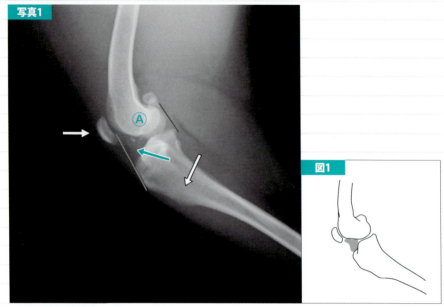

写真1　前十字靱帯断裂

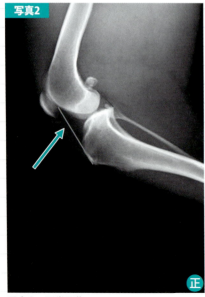

写真2　正常画像

Rupture of the cranial cruciate ligament

病態

前十字靱帯は膝関節内に存在し、膝運動に関連して大腿骨と脛骨の関係を維持する機能を有している。この靱帯が完全あるいは不完全に断裂し、機能が低下あるいは失われることで、膝関節は脛骨の前方不安定性や内旋不安定性を起こす。通常、外傷性に発症することが多いが、肥満動物が階段の昇降などによっても靱帯を損傷することもある。主な臨床徴候は、患肢の跛行あるいは間欠的な挙上である。

画像所見

・初期は関節内軟部組織の腫脹（**写真1**の◀ー、**写真2**の同部位と比較してX線デンシティーが低下している）。
・大腿骨と比較して脛骨が頭側（前方）に変位する（**写真1**では頭側のグレー線が、**写真2**の正常と比較すると脛骨側で頭側に変位している）。
・時間とともに炎症性変化や変性性変化が関節内に生じる（**写真1**のⒶ、靱帯部が石灰化していると考えられる）。
・関節包内が腫脹すると、隣接する筋膜面が変位する。

鑑別診断

・多発性関節炎
・全身性エリテマトーデス
・非感染性関節炎（→P.100）
・感染性関節炎
・関節部腫瘍

前十字靱帯断裂の好発犬種は下記の通りである。
秋田犬、アメリカン・スタッフォードシャー・テリア、セント・バーナード、
チェサピーク・ベイ・レトリーバー、チャウ・チャウ、ナポリタン・マスティフ、
ニューファンドランド、ブル・ドッグ、ボクサー、マスティフ、
ラブラドール・レトリーバー、ローデシアン・リッジバック

▼頭頸部

▼骨・関節

▼脊椎

▼胸部

▼腹部

Chapter 2 骨・関節 変性性関節疾患

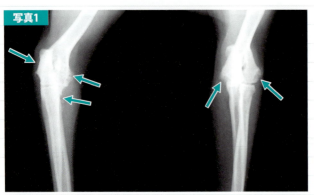

写真1　変性性関節疾患背腹像（犬）

病態

関節軟骨の摩耗と喪失を併発する非炎症性疾患。一次性と二次性に分けられる。前者は老齢の犬や猫で見られるが、明確な原因は不明。二次性は関節に異常なストレスが加わることで発症する。一次性よりも二次性の方が、骨の変化がより重度になる傾向がある。関節軟骨に亀裂が生じ、さらに断裂が起こるため、軟骨下骨の保護が次第に不十分となる。これらの変化によって関節面の再構築が始まり、辺縁部に新生骨が形成。また骨棘と呼ばれる変化も見られる。

画像所見

・骨棘を伴う関節辺縁の骨唇形成像（⬅）
・ストレスの増加から生じる軟骨下骨の硬化像
・骨の再構築
・関節内に石灰化陰影または関節周囲の組織が次第に石灰化
・関節腔が狭窄するが、犬や猫では確認しにくい。
・関節嚢の拡張によって隣接する筋膜面が変位。

鑑別診断

・滑膜骨軟骨腫症（→P.110）
・スコティッシュ・フォールドの骨軟骨異形成症（→P.102）
・炎症性関節疾患
・腫瘍
・全身性エリテマトーデス（慢性例において軽度な骨関節症を起こすことがある）
・ビタミンA過剰症（猫）

Degenerative joint disease

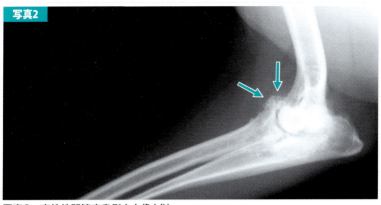

写真2　変性性関節疾患側方向像（犬）

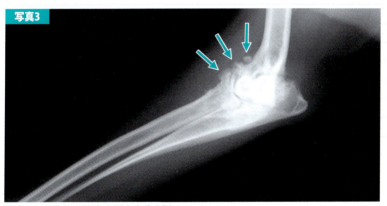

写真3　変性性関節疾患側方向像（犬）

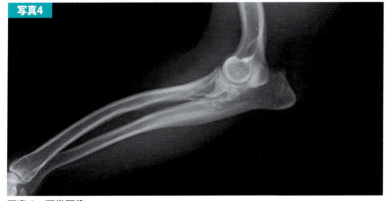

写真4　正常画像

Chapter 2 骨・関節 非感染性関節炎 びらん性関節炎

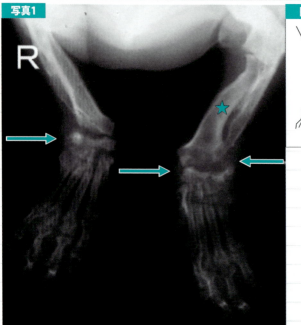
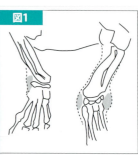

図1

写真1 非感染性関節炎背腹像(犬)
⬅に関節周囲軟部組織の腫脹を認める。
また、橈骨(★)に亜脱臼を認める。

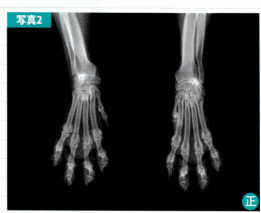

写真2 正常画像(犬)

病態

免疫機構が関与している。小〜中型、中年齢の犬に発現する。通常、手根関節や足根関節に好発し、対称性の関節病変を伴って複数の関節にみられる。進行性で変形が起きる。関節液の分析や滑膜バイオプシーによって診断する。

Noninfectious Arthritis

Erosive Arthritis

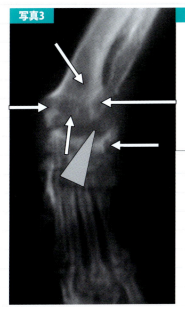

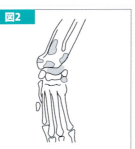

写真3　写真1の左手根関節部を拡大
関節腔の幅が変化している（△）。
また、複数の骨溶解・嚢胞形成を認める（⇦）。

画像所見

- 関節周囲軟部組織の腫脹（←）
- 関節腔の幅の変化（△）
- 軟骨下骨の骨溶解および嚢胞形成（⇦）
- 軟部組織付着部での骨溶解
- より重症化した骨関節症
- 関節周囲の石灰化
- 関節周囲の骨減少および偶発的な（亜）脱臼（**写真1**の左側手根関節部において橈骨（★）が内側に亜脱臼している）
- 骨列不整
- 関節の崩壊もしくは強直

鑑別診断

- 全身性エリテマトーデス
- 多発性関節炎（猫）
- 絨毛結節性滑膜炎
- 感染性関節炎

スコティッシュ・フォールドの骨軟骨異形成症

Chapter 2 骨・関節

病態

耳が垂れているのが特徴的なスコティッシュ・フォールドに発症する遺伝性疾患。四肢の遠位端における変形、肢の短縮、太く柔軟性に欠けた尾などが特徴。遺伝子型がホモの場合、X線学的には生後7週齢から認められ、約6ヶ月齢では跛行や歩きたがらないなどの重度な関節炎徴候を示す。一方、遺伝子型がヘテロの場合、関節炎の発症時期や重症度は様々であり、X線上の変化は約6ヶ月齢を過ぎてから認められることが多く、また臨床徴候発症も19週齢から11歳齢と幅広い。足根、手根、指（趾）および尾で発症する。

画像所見

・外骨症（△）所見。骨瘤（▲）と呼ばれるこぶ状になることもある。
・周囲の二次性関節炎所見
・指（趾）節骨および尾椎の変形

鑑別診断

・外骨腫
・腫瘍

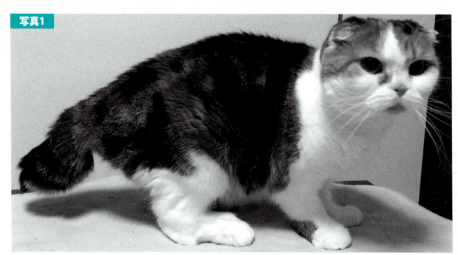

写真1　症例写真

Osteochondrodysplasia in Scottish Fold

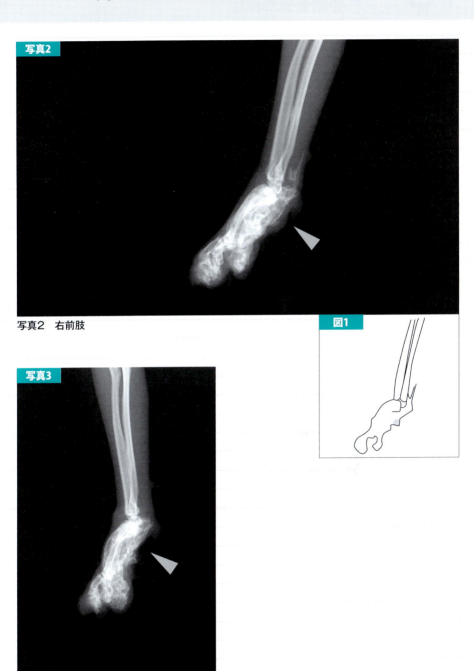

写真2　右前肢

写真3　左前肢

図1

103

Chapter 2 骨・関節 スコティッシュ・フォールドの骨軟骨異形成症

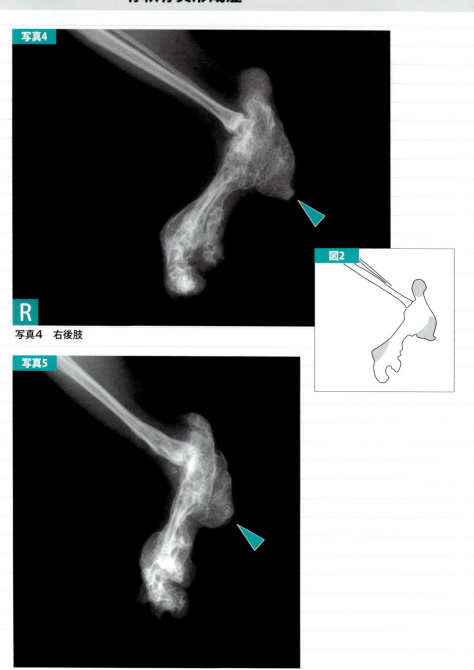

写真4　右後肢

図2

写真5　左後肢

Osteochondrodysplasia in Scottish Fold

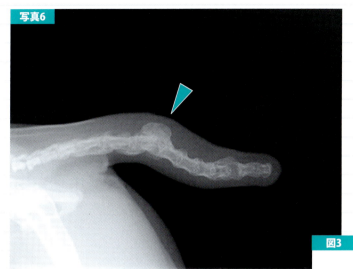

写真6　尾の側面像

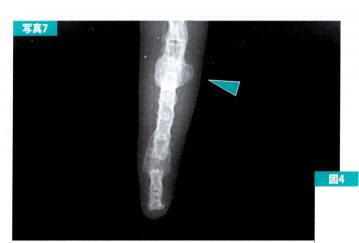

写真7　尾の背腹像

Chapter 2 骨・関節

関節部の腫瘍
滑膜肉腫

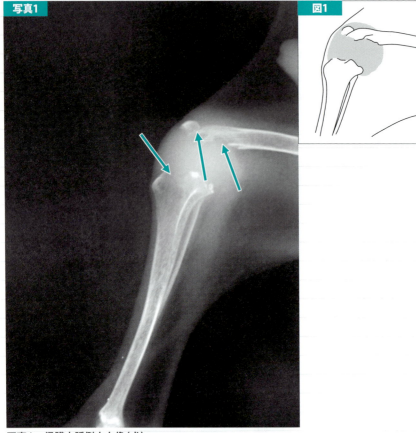

写真1 滑膜肉腫側方向像(犬)
骨端の骨溶解像(←)が確認できる。

病態

最も一般的に報告されている犬の原発性の関節腫瘍。関節や腱鞘を覆っている滑膜に関連した滑膜芽細胞に分化する深部結合組織における未分化間葉細胞から発生すると考えられている悪性腫瘍。中〜大型犬の肘および膝関節に好発。その他、肩、手根、頭骨、大腿骨にも発生する。
高い局所浸潤性と高い転移率を示す。

Tumor in joint
Synovial sarcoma

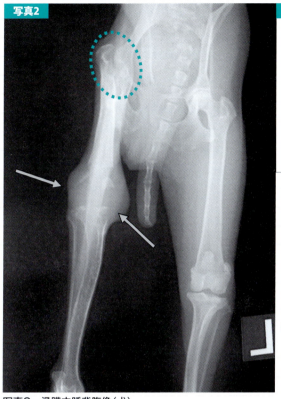
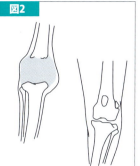

写真2
写真1と同一症例。
◯で示した部分は以前、寛骨臼が浅く、大腿骨が脱臼したために大腿骨頭を切除している。
関節周囲軟部組織（⬅）の腫脹が発生している。

写真2　滑膜肉腫背腹像（犬）

画像所見

- 境界明瞭な関節周囲軟部組織の腫脹（⬅）
- 骨幹端や関節に隣接する骨端の透過性または点状の骨溶解像（⬅）
- 多発性骨浸潤
- 骨膜反応は少なく、一部で不整、針状の骨膜性骨新生所見が見られる。
- 関節のどちら側にも発生する（原発性骨腫瘍は通常関節を超えない。この点が原発性関節腫瘍と異なる）。

鑑別診断

- 原発性骨腫瘍（→P.86）
- 感染性関節炎
- 重度骨関節症

Chapter 2 骨・関節 多発性軟骨性外骨腫

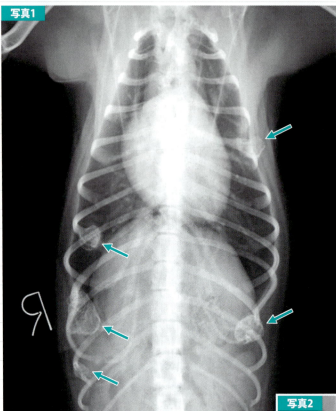

写真1　多発性軟骨性外骨腫背腹像
成熟した犬。
肋骨や脊椎骨の棘突起部に結節状の骨増殖像（⬅）が見られる。

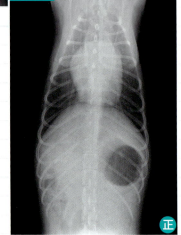

写真2　正常画像（犬）

Multiple Cartilaginous Exostoses

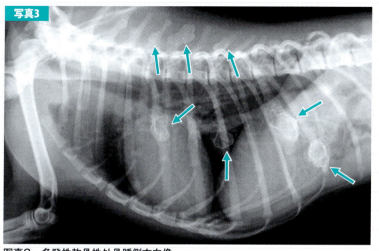

写真3　多発性軟骨性外骨腫側方向像
写真1と同一症例。
背腹像同様に肋骨や脊椎骨の棘突起部に結節状の骨増殖像（←）が見られる。

病態

犬では遺伝性疾患、猫では猫白血病ウイルスに起因して発生する可能性が示唆されている。犬では成長板が閉鎖する前、一方猫では2～4歳齢の若い成熟した個体で見られる。犬では長骨骨端、肋骨と肋軟骨接合部、骨盤、椎骨に、一方猫では頭蓋骨、肋骨、骨盤からの発生が多く、周囲組織を圧迫すると疼痛が見られる。
犬も猫も悪性転換することがある。

画像所見

・骨の皮質と髄質に連続した平滑、カリフラワー状または結節状の突出所見が複数の部位で見られる。
・骨増殖像が主であり、骨溶解所見は悪性転換しない限り通常は見られない。
・肋骨や脊椎骨の棘突起部に結節状の骨増殖像が見られる（←）。

鑑別診断

・限局性石灰化沈着症
・骨折の治癒過程時
・骨軟骨性外骨腫
・傍骨性骨肉腫

Chapter 2 骨・関節 滑膜骨軟骨腫症

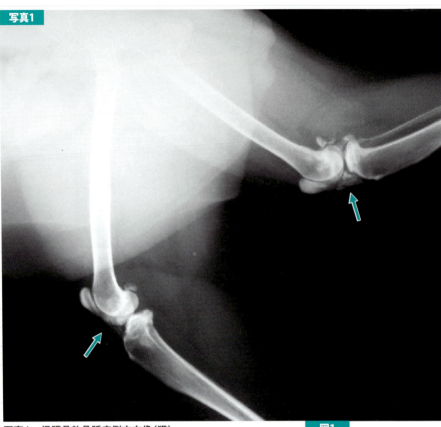

写真1

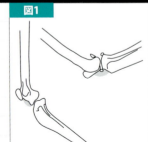

図1

写真1　滑膜骨軟骨腫症側方向像（猫）
石灰化した塊状物質（⬅）が見られる。

Synovial osteochondromatosis

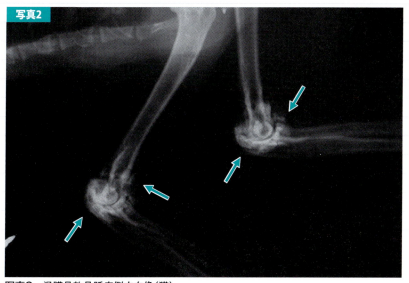

写真2　滑膜骨軟骨腫症側方向像（猫）
骨棘の増殖による石灰化（⬅）を認める。

病態

滑膜の一部が次第に軟骨質となり、その後この部分が石灰化または骨化する。原因は不明。石灰化部位が骨を刺激して跛行を呈することもあるが、無徴候の場合もある。また、場合により関節炎が併発する場合がある。大型犬や猫で稀に見られる。

画像所見

・関節包内および関節周囲の軟部組織に石灰化した塊状物質が見られる（**写真1**）（⬅）。
・関節周囲に骨棘が形成されている場合もある。そしてそれらの増殖によって関節周囲が石灰化することもある（**写真2**）（⬅）。

鑑別診断

・スコティッシュ・フォールドの骨軟骨異形成症（→P.102）
・ビタミンA過剰症（猫）
・骨軟骨腫症（猫）
・腫瘍
・二次性骨関節症

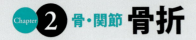

病態

- 開放骨折：外部環境と連絡する。複雑骨折とも言う。
- 閉鎖骨折：皮膚や筋肉に内包された骨折である。単純骨折とも言う。
- 若木骨折：屈曲の結果、不完全な骨折となるが、骨の不完全な断裂がある。未成熟動物に見られる。
- 亀裂骨折：骨皮質の不完全な骨折の結果、完全骨折部から放射状に見える。
- 病的骨折：骨や全身性の単発的または複数の基礎疾患があったり、または全骨格系の脆弱化によって起こる。
  この結果、健康な骨を骨折させない程度の力でも骨折。時には自分の体重によっても骨折を引き起こす。

画像所見

骨折ラインはX線透過性ラインとして描出される。
以下に様々なタイプの骨折を記す。

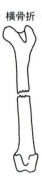 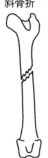 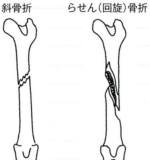 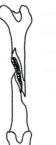 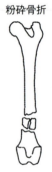 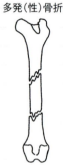

横骨折　　斜骨折　　らせん(回旋)骨折　　粉砕骨折　　多発(性)骨折

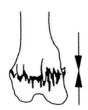 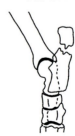

嵌入骨折　　　　　　剥離骨折

Bone Fracture

● 症例1　4ヶ月齢/バーニーズ・マウンテンドッグ
跛行を主訴に受診。

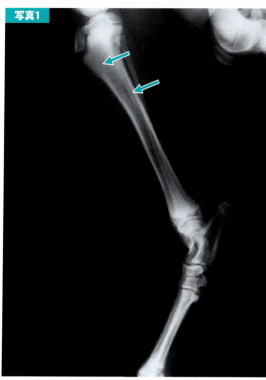

写真1　亀裂骨折側方向像
骨内に亀裂骨折を示唆するX線透過性ラインが見られる（←）。

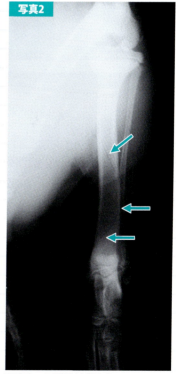

写真2　亀裂骨折背腹像

Chapter 2 骨・関節 骨折

●症例2 13歳齢／ゴールデン・レトリーバーとグレート・ピレニーズとの雑種
数週間前から時々左後肢を挙上していたが、最近になって突然設置ができなくなった。

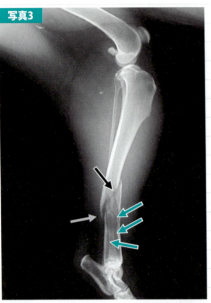

写真3 骨折側方向像
脛骨の⬅の部分で近位側と遠位側で顕著な骨折が見られる。⇐は遊離した骨片と思われる。また骨折部より遠位側では骨が菲薄化するとともに複数の亀裂骨折ライン（⬅）を認める。
写真4の正常と比較。

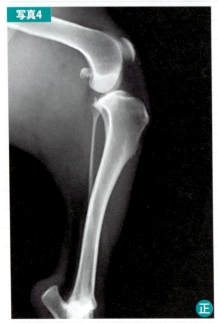

写真4 正常画像

Bone Fracture

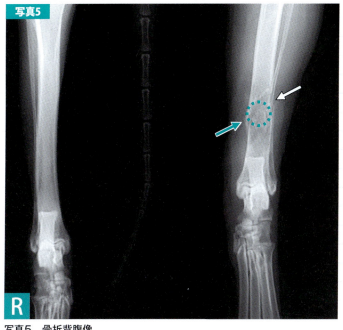

写真5　骨折背腹像
写真3と同一症例の背腹像。◯の部位は骨が溶解し、X線透過性が亢進している。⬅は脛骨の主要な骨折部位。腓骨も骨折している（⇐）。左の正常骨と比較。
この症例は骨原発の血管肉腫による病的骨折であった。

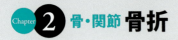 骨・関節 骨折

● 症例3　若齢犬

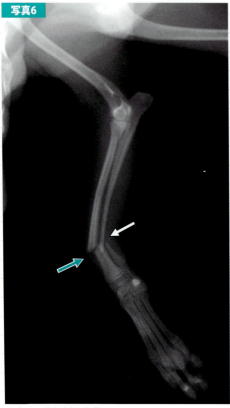

写真6　骨折側方向像
橈骨（⬅）と尺骨（⇦）の横骨折部位。

鑑別診断

骨折そのものの鑑別はない。
ただし、X線透過性の骨折ラインは、しばしば以下と誤診しやすいので注意が必要である。
・栄養孔
・筋間脂肪の重複
・正常な成長板

Chapter

3

脊椎

正常画像（X線）	118
環軸不安定症（環軸亜脱臼）	120
半側椎骨	126
塊状椎骨	128
変形性脊椎症	132
頸椎すべり症ウォブラー症候群	134
椎間板ヘルニア	136
馬尾症候群	142
椎間板脊椎炎	146
脊髄腫瘍	148

▼頭頸部

▼骨・関節

▼脊椎

▼胸部

▼腹部

Chapter 3 脊椎 正常画像（X線）

脊椎における構造を A ～ E で示す。

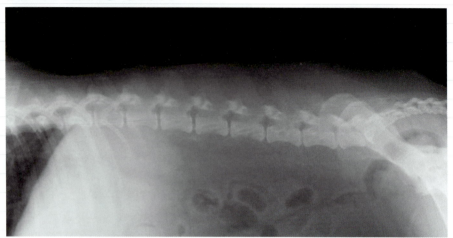

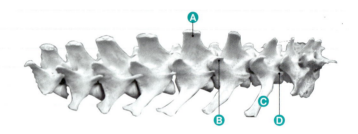

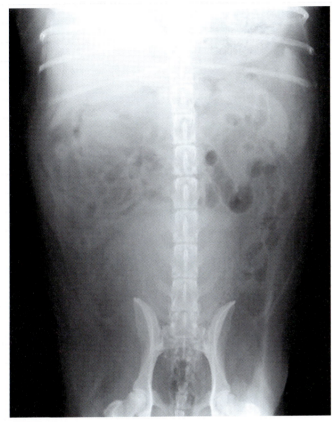
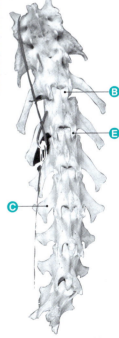

- **A** 棘突起
- **B** 前関節突起
- **C** 横突起
- **D** 副突起
- **E** 後関節突起

Chapter 3 脊椎 環軸不安定症（環軸亜脱臼）

病態

環椎（第一頸椎）と軸椎（第二頸椎）管の関節は車軸関節構造を呈しており、軸椎の歯突起を中心として頭部の回転運動を担っている。しかし、先天的な要因（歯突起の異常「形成不全、分離、欠損」、環椎背側の骨化不全、靱帯の異常「低形成、欠損」）あるいは後天的な要因（外傷、靱帯断裂）などによって環軸部の関節の安定性が失われると脊柱管内の脊髄が障害される。主な臨床徴候は、頸部痛、歩様失調、四肢不全麻痺などである。重度の場合には奇異呼吸なども起こる。

先天性の本疾患には、ヨークシャー・テリア、トイ・プードル、チワワ、ポメラニアン、マルチーズなどが好発する。

画像所見

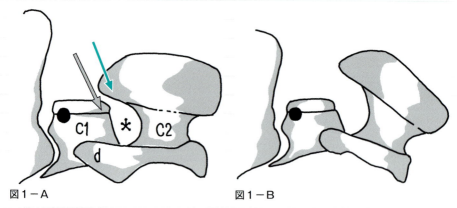

図1-A　　　　　　　　　　図1-B

正常であれば軸椎（C2）の棘突起（⬅）は環椎（C1）の椎弓（⇐）を覆うような位置関係であり、椎間孔はコンマ型（＊印）を呈しているが、歯突起が欠損している軸椎が背方へ変位し、環椎の椎弓と軸椎の棘突起間は拡大する。さらに頸部の屈曲撮影では椎間孔拡大が、より顕著となる。ただし、頸部の屈曲撮影は時折、脊髄を損傷する可能性があるので注意する。

鑑別診断

無し。

Atlantoaxial instability (Atlantoaxial Subluxation)

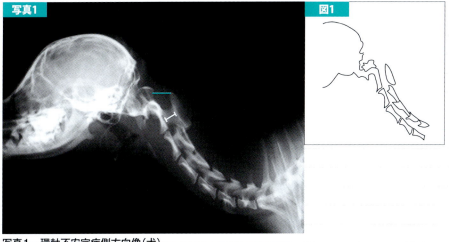

写真1　環軸不安定症側方向像（犬）

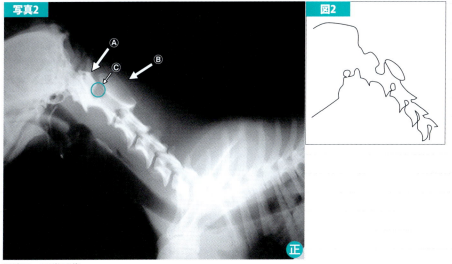

写真2　正常画像
Ⓐ：第一頸椎（環椎）
Ⓑ：第二頸椎（軸椎）

第一頸椎の尾側縁は、第二頸椎の棘突起の頭側端側に位置せず、大きく頭側へ変位（**写真2**の正常と比較、正常であれば、第二頸椎の棘突起は、第一頸椎の尾側縁に覆い被さり、コンマ型の椎間孔Ⓒを形成する）。
第一頸椎の尾側縁と第二頸椎の棘突起頭側縁の幅（**写真1**の──）が脊椎神経管の幅（**写真1**の白──）の2分の1以上拡大。

Chapter 3 脊椎 環軸不安定症（環軸亜脱臼）

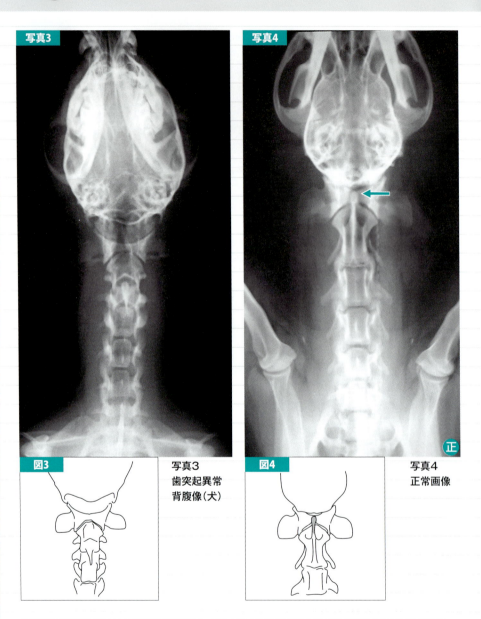

写真3
歯突起異常
背腹像（犬）

写真4
正常画像

歯突起低形成あるいは欠損が原因の場合、X線上において歯突起が正常よりも短いあるいは欠損している（**写真4**の正常像では ← が歯突起だが、**写真3**では確認できない）。

Atlantoaxial instability(Atlantoaxial Subluxation)

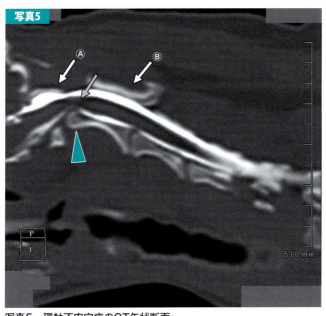

写真5 環軸不安定症のCT矢状断面
Ⓐ：第一頸椎（環椎）　Ⓑ：第二頸椎（軸椎）
第二頸椎が背側に変位し（▲）、クモ膜下腔腹側の造影ラインが環軸間において顕著に背側に変位し、同部位の脊髄が狭窄している（⇐）。

環軸不安定症の好発犬種は下記の通りである。
チワワ、狆、プードル、プードル
ペキニーズ、ポメラニアン、ヨークシャー・テリア、ラサ・アプソ

Chapter 3 脊椎 環軸不安定症（環軸亜脱臼）

● 症例　成熟犬

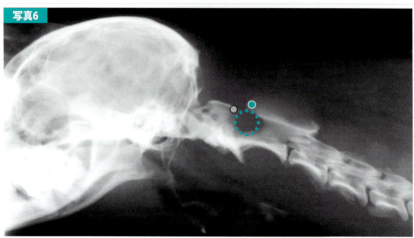

写真6　環軸亜脱臼側方向像
ストレスをかけずに撮影したX線画像。
第二頸椎棘突起頭側端（◯）部は、第一頸椎棘突起尾側端（●）部を覆っていない。
また◯の椎間孔はコンマ型を呈していない。
写真7の正常と比較。

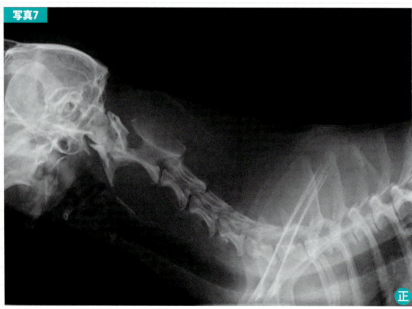

写真7　正常画像（犬）

Atlantoaxial instability(Atlantoaxial Subluxation)

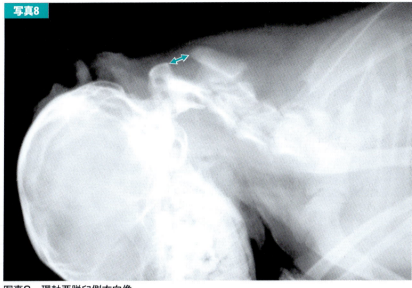

写真8　環軸亜脱臼側方向像
写真6と同一症例。
頭部を腹側に屈曲し、撮影したX線画像。
椎間孔が顕著に拡大していることが確認できる（⇔）。

Chapter 3 脊椎 半側椎骨

●症例　5歳齢／フレンチ・ブルドッグ（雌）

最近、後肢がふらつくとの主訴で来院。
脊髄造影を行い、X線検査およびCT検査を実施。

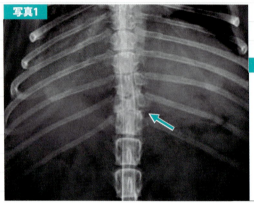

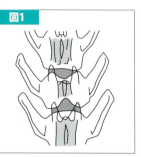

写真1　蝶形脊椎背腹像

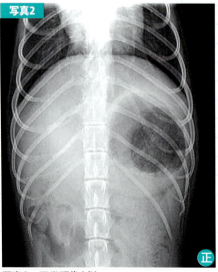

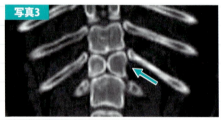

写真3　蝶形脊椎CT水平断面

写真2　正常画像（犬）

造影X線像（**写真1**）では矢印の胸椎の形態が蝶形を示している（⬅）。
正常画像（**写真2**）と比較。
CT水平断像（**写真3**）、横断像（**写真4**）および矢状断像（**写真5**）の⬅で椎骨の形態異常が明瞭である。
また脊柱管内の腹側造影ラインが、半側椎骨付近でやや不明瞭になっているのがわかる（**写真5**）。

Hemivertebrae

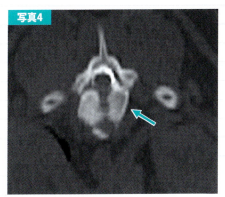

写真4　蝶形脊椎CT横断面

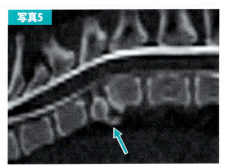

写真5　蝶形脊椎CT矢状断面

病態

椎体の発育不全に起因する。胸部や尾部で良く見られる。パグ、ボストン・テリア、ブルテリア、ブルドッグ、フレンチ・ブルドックで好発する。猫では稀である。通常、半側椎骨に隣接する脊柱が代償性に変形するが炎症性変化はみられず、椎間板腔は歪んではいるが保たれている。圧迫骨折との鑑別が必要となる。臨床徴候（脊髄圧迫による神経学的異常）は一般的に認められないが、後肢のふらつきや稀に脊髄圧迫を起こす。

画像所見

- 半側椎骨は以下の2つに大別される。
  ①椎体の部分的な骨化が存在した場合に、椎体の楔状形成が起こる。そして様々な異常椎体が出現する。
  ②椎体の2つの骨化中心がうまく結合できなかった場合、腹背像で半側椎骨の頭側と尾側の正中線上に位置する裂溝によって椎体が「蝶様」像を呈する。
- 半側椎骨に隣接する椎骨は、これに合わせた変位像を示す。
- 弯曲した変形が一般的に存在する。

鑑別診断

- 骨折（→P.112）
- 腫瘍

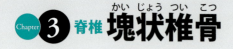

Chapter 3 脊椎 塊状椎骨(かいじょうついこつ)

病態

成長過程で個々の椎骨が十分に分離できなかった結果として発生する。2つ以上の隣接する椎骨が融合していることもある。
通常、臨床的意義はなく、この部位に炎症性反応や神経異常は認められない。ただし、塊状椎骨の前後の椎間腔において椎間板の突出する危険性は高い。
頸椎と腰椎に最も頻繁に見られる。

画像所見

・椎骨が融合して、椎間腔がない。(※**写真1**および**写真3**の⬅で示す部位。)
・2つ以上の椎骨が融合することもある。
※**写真4**の⬅で示す部位。おそらく4椎体が融合しているものと思われる。⬅は変形性脊椎症。
・**写真5**および**写真7**の▲が示すように椎体が異常な形を示すこともある。

鑑別診断

・椎間板突出症
・過去の外傷
・治癒した椎間板脊椎炎

Block vertebrae

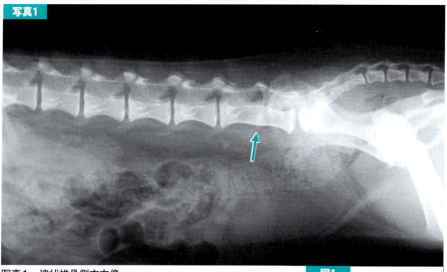

写真1 塊状椎骨側方向像
⬅ で示した部分の椎間腔がない。
写真2の正常と比較。

図1

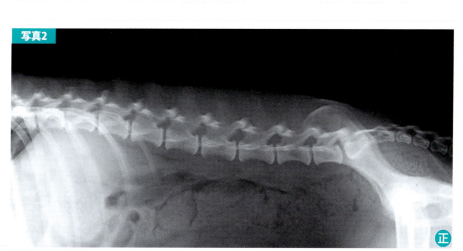

写真2 正常画像

Chapter 3 脊椎 塊状椎骨

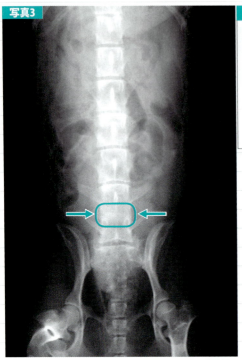
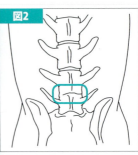

写真3 塊状椎骨背腹像
⬅ で示した部分の椎間腔が消失している。

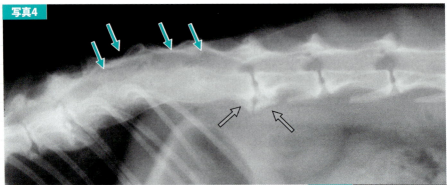
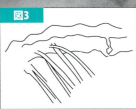

写真4 塊状椎骨側方向像
⬅ で示す部位はおそらく4椎体が融合してしまっている。
⇐ は変形性脊椎症である。

Block vertebrae

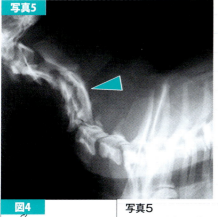
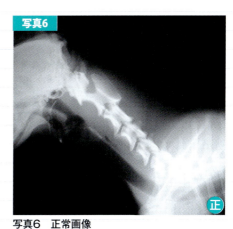

写真5　塊状椎骨側方向像
椎体が異常な形を呈している（▲）。

写真6　正常画像

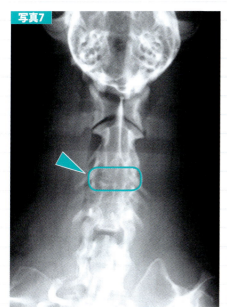
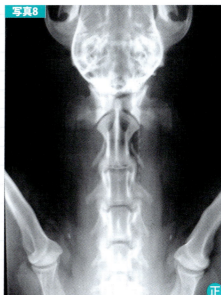

写真7　塊状椎骨背腹像
椎体が異常な形を呈している（▲）。

写真8　正常画像

Chapter 3 脊椎 変形性脊椎症

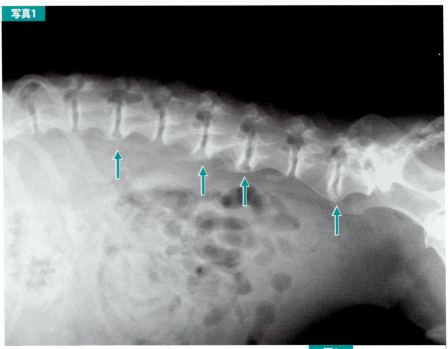

写真1　初期の変形性脊椎症側方向像（犬）

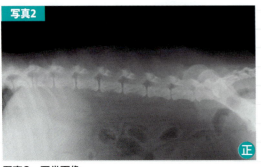

写真2　正常画像

図1

病態

犬や猫に見られる脊椎の変性性変化で椎間腔領域において椎体の頭腹側や尾腹側に棘状骨突起やブリッジなどの骨新生が形成される。胸腰椎移行部や腰仙椎移行部で多発するが、原因については不明である。通常、脊髄神経や脊柱管に影響を及ぼすことはなく、この疾患による臨床徴候は稀である。加齢により、発生率は増加する。

Spondylosis deformans

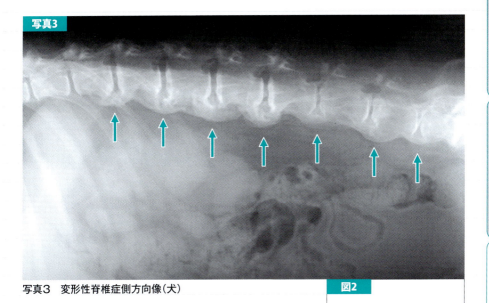

写真3　変形性脊椎症側方向像（犬）

図2

画像所見

- 早期の段階では、小さな鉤状の突起が椎体の頭腹側面および尾腹側面に形成される（**写真1**の←）。
- 進行とともに骨新生形成は顕著となり、尾側面にある突起は後ろの椎体に向かって尾腹側方向へ、頭側面にある突起は頭側に位置する椎体に向かって頭腹側方向へ成長する。
- さらに進行すると2個以上の脊椎が連結し、ブリッジを形成する（**写真3**の←）。

鑑別診断

- 椎間板脊椎炎（→P.144）
- 椎間板突出症

変形性脊椎症の好発犬種は以下の通りである。
エアデール・テリア、コッカー・スパニエル、ジャーマン・シェパード・ドッグ、ボクサー

Chapter 3 脊椎 頸椎すべり症（ウォブラー症候群）

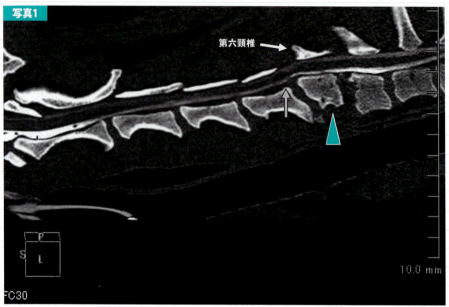

写真1　頸椎すべり症（造影CT矢状断面）（犬）

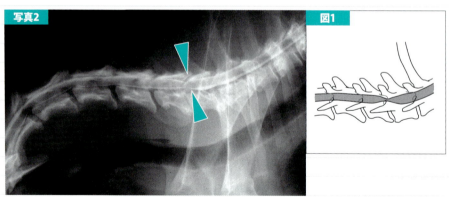

写真2　頸椎すべり症（脊髄造影X線側方向像）（犬）

頸椎すべり症の好発犬種は下記の通りである。
アイリッシュ・ウルフハウンド、グレートデン、ドーベルマン、バセット・ハウンド、ボルゾイ

Cervical spondylolisthesis（Wobbler syndrome）

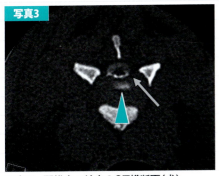

写真3　頸椎すべり症のCT横断面（犬）

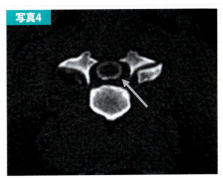

写真4　CTの正常横断面

病態

ウォブラー症候群は大型犬の頸椎尾側部（第五～七頸椎領域）における脊髄および神経根の圧迫性脊髄障害である。先天性の脊椎形成異常、関節形成異常に伴う頸椎の不安定性により、椎骨などによって脊柱管が狭窄することにより脊髄や神経根が圧迫される。原因は不明であるが、グレート・デン、ドーベルマン・ピンシャーに好発することから遺伝的要因が強く関与している可能性が考えられている。主な臨床徴候は後肢の跛行やナックリングである。進行とともに四肢の不全麻痺が起こる。

画像所見

・罹患した脊椎あるいは脊椎列に形態学的な変化が認められる（▲で示す**写真1**の第六頸椎）
・椎骨が亜脱臼（すべる）することによって脊髄が圧迫される（**写真1**および**写真3**の⇐）。特に背側部も圧迫されて絞扼所見（**写真2**の▲）を呈することもある。背側ラインが圧迫されている場合には黄色靱帯の肥厚が疑われる。
（**写真3**の▲はすべって背側に変位した第六頸椎の頭側縁、**写真4**の⇐は正常な脊髄横断面）
・椎間板ヘルニアを併発している場合には、椎間腔の狭窄所見が見られる。
・頸部を過伸展させても頸椎が変位する。
・炎症性の骨棘が形成され、椎骨終板に硬化症が見られる。

鑑別診断

・椎間板突出症

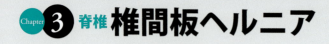

Chapter 3 脊椎 椎間板ヘルニア

病態

変性した椎間板物質が背側にある脊柱管内に変位し、脊髄を圧迫することによって生じる脊髄障害。Hansen Ⅰ型（破れた線維輪から変性した髄核が脊髄を圧迫）とⅡ型（変性・肥厚した線維輪が脊柱管内に突出し、脊髄を圧迫）に分類される。

Ⅰ型は主に、階段の飛び降りや外部からの衝撃が加わることで起こる。また髄核の変性は加齢によっても起こるが、ミニチュア・ダックスフントやビーグルなどの軟骨異栄養性犬種においては若齢（低〜中年齢）であっても変性が生じることがある。

Ⅱ型は脊椎関節の不安定性によって線維輪が徐々に肥厚して起こる。通常高齢の犬で発生する。Ⅰ型は急性発症することが多いが、Ⅱ型は慢性進行性をたどることが多い。胸腰部が最も好発する。

画像所見

- 単純X線検査において、椎間腔の狭小化、脊柱管内に石灰化病変の存在などから本疾患を疑うことができる。しかし、全ての椎間板物資が石灰化するとは限らず、単純X線検査で顕著な所見を示さないことがある。そのような場合は、脊髄の周囲に存在するクモ膜下腔内に造影剤を入れて間接的に脊髄の形態を観察する造影X線検査を行い、椎間板物質による脊髄の圧迫の有無を確認する。近年では造影CT検査やMRI検査による診断がしばしば実施されている。

鑑別診断

- ウォブラー症候群（→P.134）
- 椎間板脊椎炎（→P.144）
- 腫瘍

椎間板ヘルニアⅠ型の好発犬種	椎間板ヘルニアⅡ型の好発犬種
キャバリア・キング・チャールズ・スパニエル、コッカー・スパニエル、シー・ズー、ダックスフンド、バセット・ハウンド、ビーグル、プードル、ペキニーズ、ラサ・アプソ	ジャーマン・シェパード・ドッグ

Intervertebral disc hernia

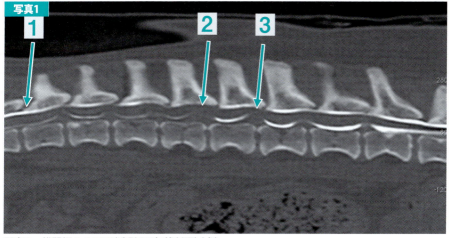

写真1　椎間板ヘルニア（造影CT矢状断面）（犬）
造影CT検査矢状断面において、クモ膜下腔に投与した造影剤の腹側の造影ラインが何ヶ所か背側に変位している。

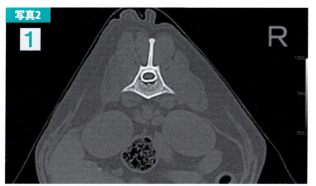

写真2　写真1、①の造影CT横断面
白く描出されたクモ膜下脳内の造影剤像によって正常な楕円形の脊髄が描出されている。

Chapter 3 脊椎 椎間板ヘルニア

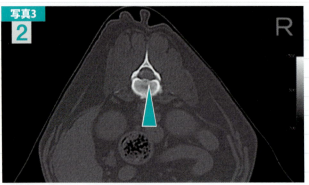

写真3　写真1、②のCT横断面

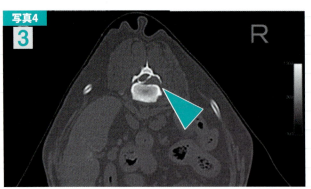

写真4　写真1、③のCT横断面

造影ラインに囲まれた脊髄が▲で示す椎間板物質によって右腹側から左背側方向に圧迫されている。

Intervertebral disc hernia

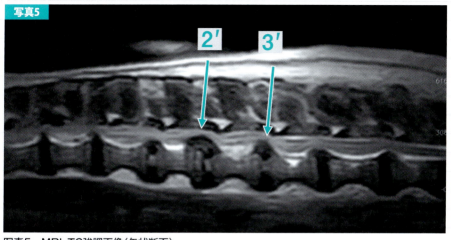

写真5　MRI T2強調画像（矢状断面）

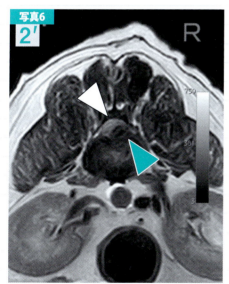

写真6　写真5、2'のMRI T2強調画像（横断面）

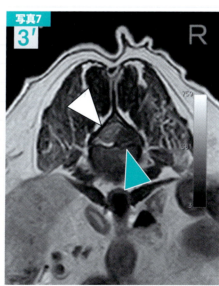

写真7　写真5、3'のMRI T2強調画像（横断面）

同症例のMRI矢状断面（**写真5**）および横断面（**写真6**、**写真7**）。
横断面では△が変形した脊髄で、▲が脊柱管内に突出した椎間板物質である。

Chapter 3 脊椎 椎間板ヘルニア

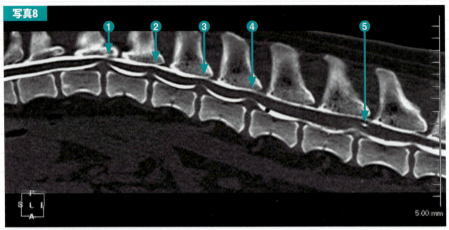

写真8　脊髄造影CT矢状断面（犬）

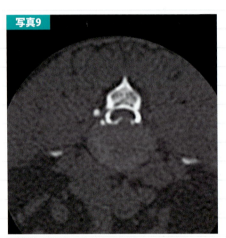

写真9　写真8、①の脊髄造影CT横断図

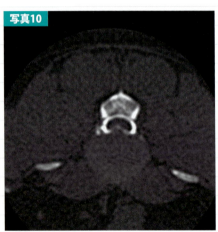

写真10　写真8、②の脊髄造影CT横断図

Intervertebral disc hernia

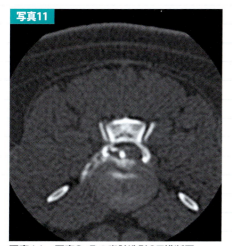

写真11　写真8、③の脊髄造影CT横断図

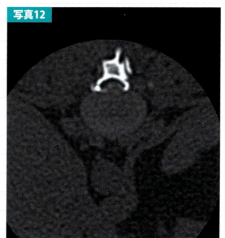

写真12　写真8、④の脊髄造影CT横断図

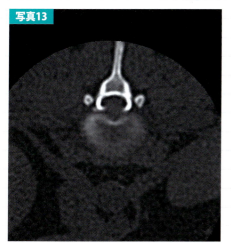

写真13　写真8、⑤の脊髄造影CT横断図

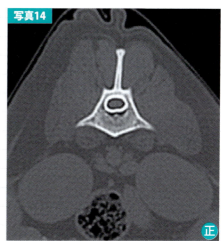

写真14　正常画像

Chapter 3 脊椎 馬尾症候群（ばびしょうこうぐん）

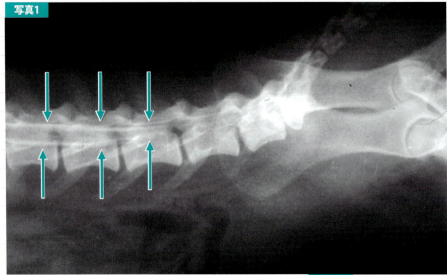

写真1　脊髄造影X線方向像（犬）伸展撮影
造影X線検査を用いた伸展撮影により、造影ラインが腰椎仙部より頭側で止まっていることが確認できる（←）。

図1

病態

馬尾症候群とは、主に第七腰椎と第一仙椎間において発生する圧迫性病変を指す。腰仙椎不安定症や椎間板疾患、骨性狭窄、背側軟部組織肥厚などにより、変性性腰仙部狭窄が引き起こされる。すなわち、腰仙椎結合部や仙腸関節は不安定な構造で外力に対して弱く、また外力が集中しやすいため、その部分の骨や軟部組織が増殖性変化を起こして脊柱管や椎間孔の狭窄が生じ、神経根や血管障害が引き起こされるのである。
主な臨床徴候は、同部位の疼痛、後肢の運動失調や跛行、排便排尿時の疼痛などである。大型犬に好発する。

Cauda equine syndrome

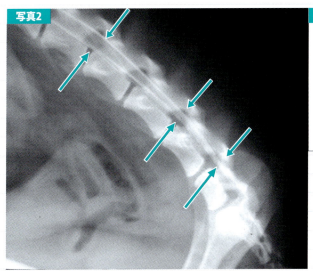
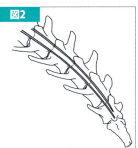

写真2　脊髄造影X線側方向像（犬）屈曲撮影
写真1と同一症例。
写真1と異なり、造影ラインを尾側方向まで確認することができる（⬅）。

画像所見

- 造影X線検査による伸展撮影（**写真1**）と屈曲撮影（**写真2**）を行い、脊柱管内のクモ膜下腔内に存在する造影剤の尾側端部位を確認する。
- 伸展時は、馬尾の部位が圧迫されているため、造影ラインは腰仙椎部より頭側で止まる。一方、屈曲撮影では馬尾の部位での圧迫が解消されるので造影ラインは尾側方向まで確認できる。
- 造影CT検査やMRI検査においても馬尾部における圧迫病変を確認することができる。

鑑別診断

- 変形性脊椎症（→P.132）
- 腫瘍

Chapter 3 脊椎 馬尾症候群

● 症例　5歳／ビーグル（雄）

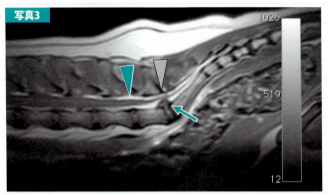

写真3　T1強調画像矢状断面

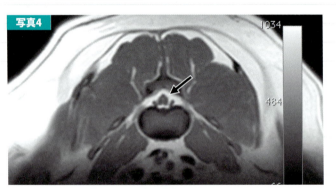

写真4　T1強調画像　第六-七腰椎間

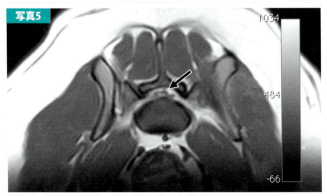

写真5　T1強調画像　第七腰椎-第一仙椎間

Cauda equine syndrome

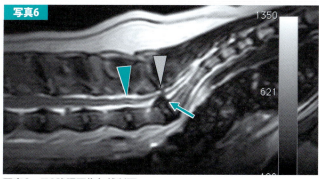

写真6　T2強調画像矢状断面

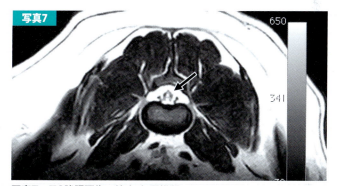

写真7　T2強調画像　第六-七腰椎間

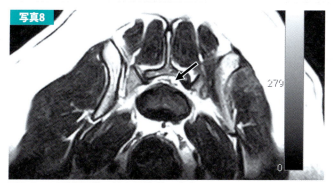

写真8　T2強調画像　第七腰椎-第一仙椎間

T1強調画像矢状断面とT2強調画像矢状断面ではともに第七腰椎-第一仙椎間(▲)において等信号の構造物(←)によって脊髄が背側に押し上げられて狭窄化している。同部位の横断面では脊髄の狭窄化が顕著に見られる(←)。
第六-七腰椎間部の矢状断面(▲)および横断面の脊髄(←)と比較。

Chapter 3 脊椎 椎間板脊椎炎

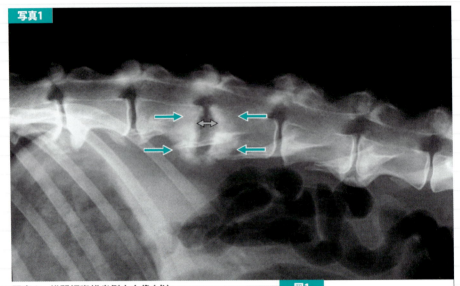

写真1

写真1　椎間板脊椎炎側方向像（犬）
椎間腔の拡大（⟷）と椎体の硬化・骨棘形成（←）が見られる。

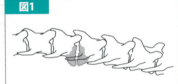

図1

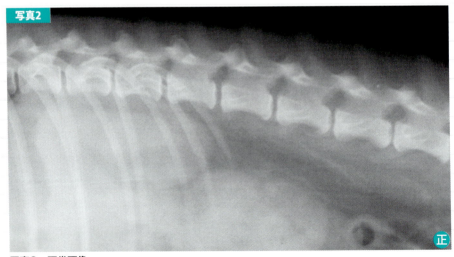

写真2

写真2　正常画像

Discospondylitis

病態

椎間板とこれに隣接する椎体終板において発生する感染性炎症疾患。多くは泌尿器、心臓、口腔内、膀胱など他の感染部位から血行性に椎体に達する。主な原因菌としてはStaphylococcus intermedius、Streptococcus spp、E coli、Brucella canisなど。進行すると椎体の骨髄炎になることもある。主な臨床徴候は疼痛であるが、脊柱管内に病変が浸潤すると神経徴候を発現する。

この疾患は椎間板ヘルニアと画像所見が類似する。

ただしヘルニアの主な内科治療が副腎皮質ホルモン剤であるのに対し、この疾患は細菌感染であるため抗生剤による治療が主になる。ヘルニアで使用されるホルモン剤は椎間板脊椎炎を悪化させる可能性があるため、両者の鑑別は重要である。

画像所見

・初期は椎体終板の微細な不整化や椎間腔の狭小化が見られる。

・感染の進行とともに椎体終板および前後の椎体の骨融解が広がり、椎間腔が不整に拡大（⟷）。

・椎体の硬化や骨棘形成も認められる（⬅）。

・さらに骨融解が進行すると椎体が短縮し、脱臼が起こる。

・感染が終息すると骨の再構築が進んで、椎体の硬化像や終板の不整化は消失するが、椎体融合や骨棘は残存する。

鑑別診断

・病的骨折（→P.112）

・椎間板ヘルニア（→P.136）

・腫瘍

椎間板脊椎炎の好発犬種は下記の通りである。
グレートデン、ジャーマン・シェパード・ドッグ、ドーベルマン、ブル・ドッグ、
ボクサー、ローデシアン・リッジバック

Chapter 3 脊椎 脊髄腫瘍

病態

脊髄に発生する腫瘍は、硬膜外、硬膜内－髄外、硬膜内－髄内腫瘍に分類される。硬膜外腫瘍は全脊髄腫瘍中の約50％を占め、脊柱管、脊椎および脊椎の結合組織から発生する。また、硬膜外腫瘍は原発腫瘍よりも転移性腫瘍や多発性骨髄腫などの方が一般的である。硬膜内－髄外腫瘍は全脊髄腫瘍中の約35％を占め、硬膜の結合組織から発生する。硬膜内－髄内腫瘍は全脊髄腫瘍中の約15％を占め、脊髄内から発生する。多くは数ヶ月かけて徐々に進行するが、髄内腫瘍は数週間で急速に進行することが多い。

写真1～写真4は同一症例の猫

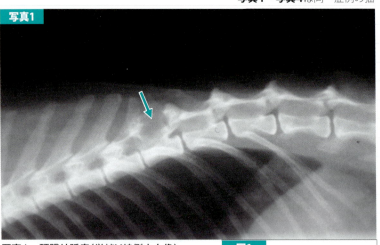

写真1 硬膜外腫瘍（単純X線側方向像）
胸椎の棘突起腹側および背側の椎骨が溶解している（←）。

図1

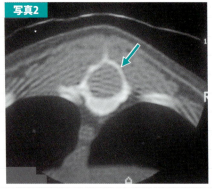

写真2 写真1、←のCT横断像
脊柱管を囲む椎骨の骨皮質が菲薄化しているが、また骨膜反応は見られない。脊柱管内が膨大している（←）。

Spiral cord neoplasia

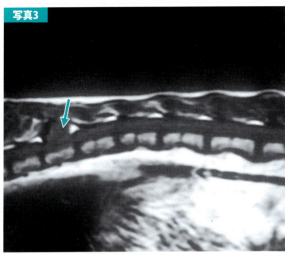

写真3　MRI-T1強調画像
　　　矢状断面
← は写真1で溶解している部位。脊髄と同じ信号強度の軟部組織を認める。

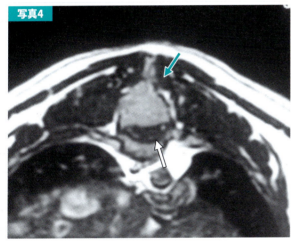

写真4　写真1、← のMRI-T1強調画像横断面
← が腫瘍病変。その腹側にみえる筋肉と同じ信号強度の軟部組織(⇐)が脊髄。

画像所見　原発性硬膜外腫瘍

・診断時は1つの脊椎だけに見られることが多い。
・骨増生あるいは骨溶解所見を示す。
・患椎の圧迫性骨折を起こすことが多い。
・脊髄外に軟部組織腫瘤塊を示すことが多い。
・良性腫瘍では、皮質の菲薄化や骨膜反応の消失を伴う膨大した病変として見られることが多い。

Chapter 3 脊椎 脊髄腫瘍

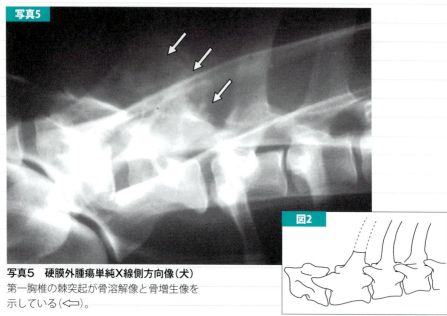

写真5　硬膜外腫瘍単純X線側方向像(犬)
第一胸椎の棘突起が骨溶解像と骨増生像を示している(⇦)。

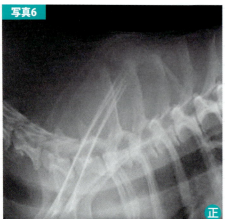

写真6　正常画像

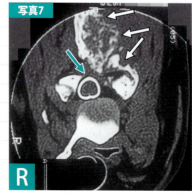

写真7　硬膜外腫瘍(造影CT横断面)
写真5と同一症例。写真5と同様に棘突起が骨溶解像と骨増生像が認められる(⇦)。また、脊柱管内に軟部組織が存在していることで脊髄(⬅)が右側に変位している。

画像所見　転移性硬膜外腫瘍

- 骨増殖像と骨溶解像を同時に起こすことが多い。
- 前立腺癌の脊椎転移では、しばしば骨膜反応が特徴的に増殖する。

Spiral cord neoplasia

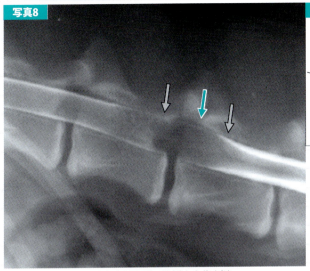

写真8　硬膜内髄内腫瘍脊髄造影X線側方向像（犬）
頭側方向および尾側方向からの造影ラインが⬅の部位で徐々に不鮮明になり、⬅の部位が最も背側に変位するなど脊柱管部が腫大しているように見える。

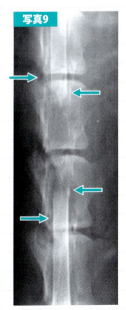

写真9　硬膜内髄内腫瘍脊髄造影X線背腹像
写真8と同一症例。**写真8**と同様に造影ラインが一部不鮮明となっている。

Chapter 3 脊椎 脊髄腫瘍

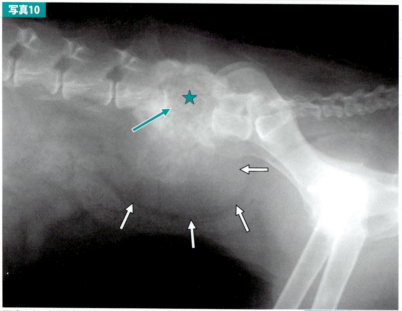

写真10

写真10　転移性硬膜外腫瘍単純X線側方向像（犬）
腰椎（第六腰椎（★））は椎体全てにおいて骨溶解と骨増生所見を示している（⬅）。⇦で囲まれた軟部組織は腫瘍転移により腫大した腰下リンパ節。

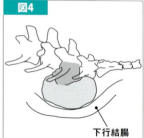

図4

下行結腸

画像所見　硬膜内腫瘍

- 単純X線検査では異常が見られないこともある。
- 脊柱管あるいは椎間孔の拡大像が見られる。
- 造影X線検査で髄外腫瘍ではゴルフティーサインと呼ばれる所見を示す。
- 造影X線検査で髄内腫瘍では脊髄の腫脹に伴い、クモ膜下腔の造影ラインが消失することもある。

Spiral cord neoplasia

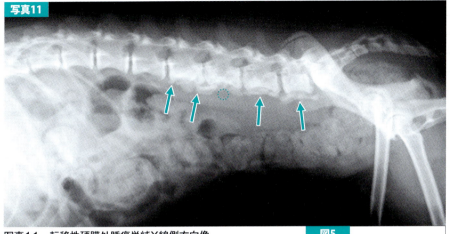

写真11　転移性硬膜外腫瘍単純X線側方向像
腰椎腹側にブリッジ状に骨膜反応が認められる（←）。○で示した部位は腫瘍転移により腫大した腰下リンパ節。

図5

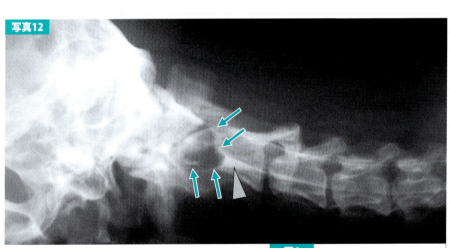

写真12　硬膜内髄外腫瘍脊髄造影X線側方向像（犬）
クモ膜下腔腹側に見られる造影ラインが頭側に向かってゴルフティーの形を呈している（▲）。
その部位よりさらに頭側では造影ラインが扇状に広がっている（←）。

図6

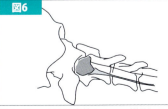

Chapter 3 脊椎 脊髄腫瘍

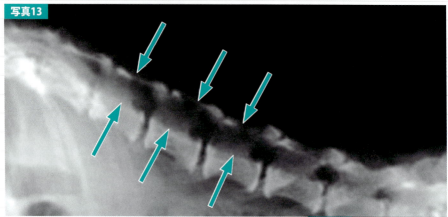

写真13 硬膜内腫瘍単純X線側方向像（犬）
脊柱管の拡大像が見られる（⬅）。**写真13**の正常画像と比較。

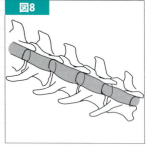

図8

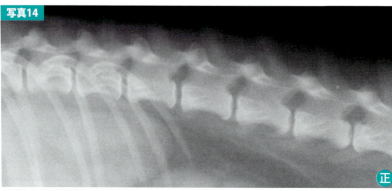

写真14 正常画像

鑑別診断

- 椎間板脊椎炎（→P.144）
- ビタミンA過剰症（猫）

Chapter 4 胸部

正常画像（X線）	156
気管虚脱	158
気管低形成	162
慢性気管支炎	164
気管支拡張症	166
肺気腫	170
細菌性肺炎	174
吸引性肺炎	178
猫喘息	182
肺腫瘍	188
気管腫瘍	192
犬糸状虫症	194
僧帽弁閉鎖不全症	196
心原性肺水腫	198
気胸	202
胸水	206
縦隔内の主な構造物	210
縦隔頭側の腫瘍	214
横隔膜ヘルニア	216
腹膜心膜横隔膜ヘルニア	220
縦隔気腫	222
右大動脈弓遺残症	224
大動脈弓伸展	228
裂孔ヘルニア	232

Chapter 4 胸部 正常画像（X線）

胸部の構造を◯〜◯で示す。

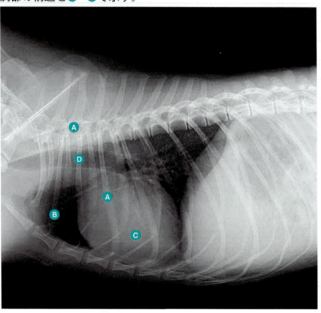

- Ⓐ 骨（胸椎と肋骨）
- Ⓑ 肺
- Ⓒ 心臓
- Ⓓ 気管

犬および猫胸腔内リンパ節の位置をⒶ〜Ⓓで示す。

主要な胸腔内リンパ節の位置（犬）

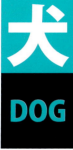
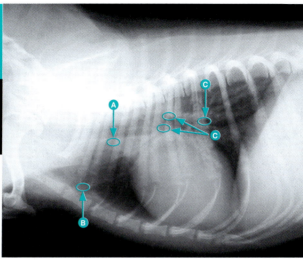

Ⓐ 前縦隔リンパ節
Ⓑ 胸骨リンパ節
Ⓒ 気管気管支リンパ節（肺門リンパ節）
Ⓓ 縦隔リンパ節

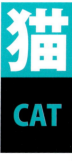
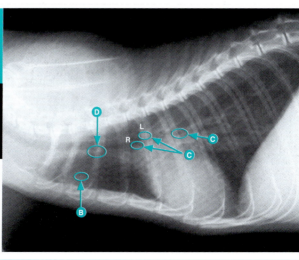

主要な胸腔内リンパ節の位置（猫）

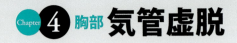

病態

気管虚脱とは、気管内腔が極端に虚脱している状態を言う。大部分は背側方向から腹側方向に虚脱する。原因については遺伝性、栄養性、神経性、炎症性などが考えられているが、不明である。ただ、組織学的には正常犬と比較して①軟骨細胞のような細胞成分に乏しい、②正常な硝子様軟骨を欠き、線維軟骨あるいは線維組織に置換、③軟骨基質におけるコンドロイチン硫酸、カルシウム量、糖タンパク、グルコサミノグリカンなどが減少する等の変化がある。小型犬種やトイ犬種で好発し、特にポメラニアン、トイ・プードル、ヨークシャー・テリア、チワワなどでの発生頻度が高い。

画像所見

- 気管が虚脱する部位は、主に頸部気管の中央から胸腔入り口（**写真1**、**写真3**）、胸腔内気管（**写真5**、**写真7**）、気管竜骨部および気管支（**写真9**、**写真10**）の3ヶ所である。これら全てが虚脱を示している場合もある。
- これら3ヶ所の虚脱所見であるが、頸部気管の中央から胸腔入り口にかけての虚脱では吸気時に、また胸腔内気管および気管竜骨から気管支では呼気時にそれぞれ虚脱する。正常画像と比較。

鑑別診断

- 気管低形成（→P.162）
- 気管周囲の腫瘍

一般的に気管虚脱は上述した疾患と異なり、動的な変化を示すので呼気時と吸気時の側方向像から鑑別することができる。

気管虚脱の好発犬種は下記の通りである。
シー・ズー、チワワ、パグ、プードル、ポメラニアン、ヨークシャー・テリア、ラブラドール・レトリーバー

tracheal collapse

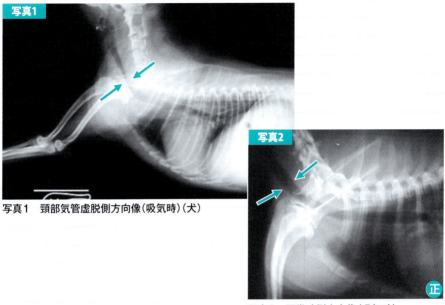

写真1　頸部気管虚脱側方向像（吸気時）（犬）

写真2　正常時側方向像（吸気時）

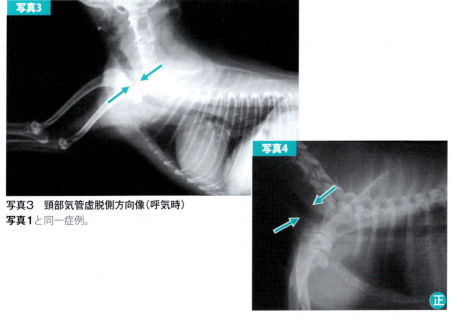

写真3　頸部気管虚脱側方向像（呼気時）
写真1と同一症例。

写真4　正常時側方向像（呼気時）

Chapter 4 胸部 気管虚脱

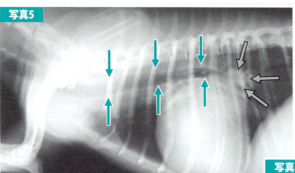

写真5　胸腔内気管虚脱側方向像(吸気時)(犬)

⬅︎は拡大した左心房である。この症例は心臓疾患で左心拡大となっている。拡大した左心房が背側に位置する左肺後葉の気管支を腹側から狭窄して、咳徴候を起こすことがある。吸気時の画像では咳の原因が心臓由来のみと考えてしまうが、呼気時の画像によって胸腔内気管虚脱も咳に起因していることが示唆される。このように胸腔内の気管や気管支は呼気時の画像によって変化が顕著に確認できる場合があるので注意する。

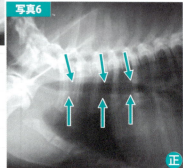

写真6　正常時側方向像(吸気時)

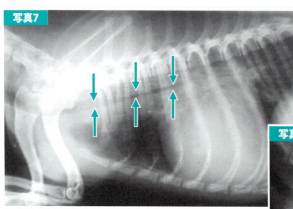

写真7　胸腔内気管虚脱側方向像(呼気時)
写真5と同一症例。

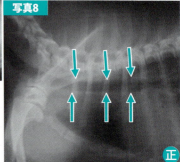

写真8　正常時側方向像(呼気時)

tracheal collapse

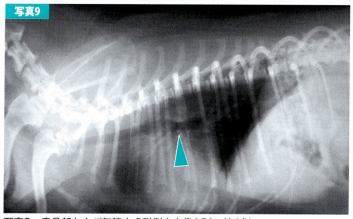

写真9　竜骨部および気管支虚脱側方向像（吸気時）（犬）

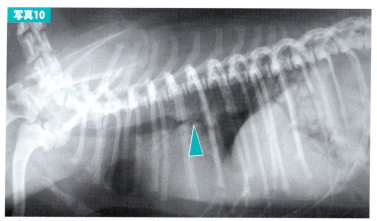

写真10　竜骨部および気管支虚脱側方向像（呼気時）
写真9と同一症例。

Chapter 4 胸部 気管低形成(きかんていけいせい)

●症例　若齢のフレンチ・ブルドッグ

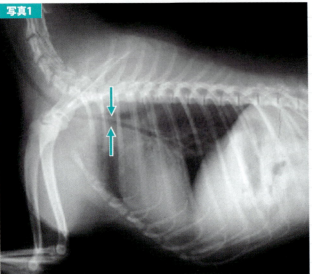

写真1、写真3は同一症例。⬅で挟まれた部位が気管だが、第3肋骨の近位1/3部分の肋骨幅以下である。また吸気時と呼気時において気管虚脱と異なり、気管径に動的変化が見られない。

写真1　気管低形成側方向像(吸気時)

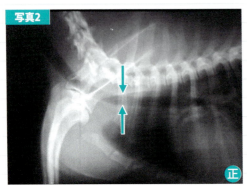

写真2　吸気時正常

Tracheal hypoplasia

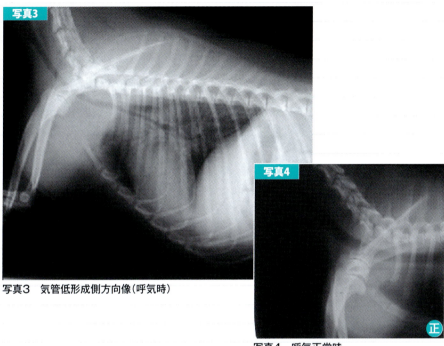

写真3　気管低形成側方向像（呼気時）

写真4　呼気正常時

病態

先天性気管形成不全とも呼ばれる1歳齢以下でみられる奇形である。イングリッシュ・ブルドッグやブルマスチフにおける発生率が高く、これらの品種では遺伝性の家族異常を現すことがある。その他、ラブラドール・レトリーバー、ジャーマン・シェパード、ワイマラナーなどでも見つかっている。気管虚脱が軟骨の硬直性が減少し、気管輪が背腹方向に動的に狭窄するのに対し、気管低形成は気管の直径が喉頭部の直径の半分以下と異常に細く、かつ非動的である。ただし、犬によっては気管の発育が遅れて低形成のように見えても、後に正常に成長して遅れを取り戻すことがあるため、診断には注意が必要である。

画像所見

・気管の径は喉頭部の半分以下あるいは第3肋骨の近位1/3部分の肋骨幅以下
・通常、輪状軟骨から気管分岐部、時には主気管支まで見られる。

鑑別診断

・気管虚脱（→P.158）

Chapter 4 胸部 慢性気管支炎

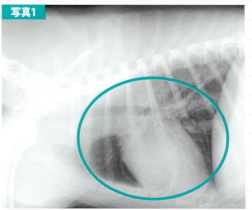

写真1 慢性気管支炎側方向像(犬)

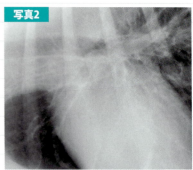

写真2 慢性気管支炎
写真1の ◯ を拡大

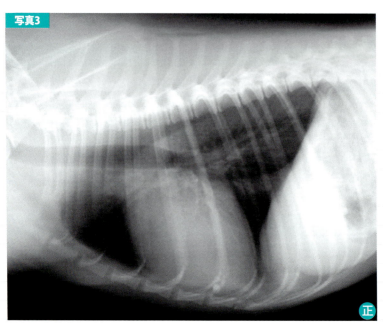

写真3 気管支(正常)

chronic bronchitis

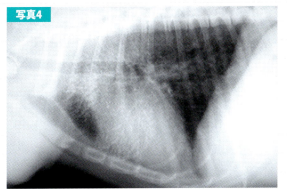

写真4　ミネラル化
咳徴候もなく、また副腎皮質機能亢進症などの既往症も無いゴールデン・レトリーバーの胸部X線側方向像。X線吸収性の高い気管支パターンが顕著に認められる。したがって、胸部X線像で気管支壁の視認ができたとしても直ちに慢性気管支炎とは断定できない。また急性気管支炎については通常X線上に変化を示さない。

病態

慢性気管支炎の定義は、心臓疾患や肺疾患など他に咳を起こす原因が無く、1年間のうち2ヶ月以上にわたって粘液（痰）を伴う咳が続くこととされている。マイコプラズマ、イヌジステンパーウイルス、気管支敗血症菌、犬糸状虫感染、粘液線毛運動機能障害、糖尿病や副腎皮質機能亢進症など易感染状態を有する既往症、受動喫煙や過度の環境臭などによって発症する。本疾患と診断された際には、多くが永久的な気道変化となっているので治療目標は根治ではなく、炎症の軽減、咳の軽減、体力の改善など臨床徴候の軽減や進行を遅らせる緩和である。

画像所見

・正常時において気管支壁は肺門部周囲の比較的太い場所でのみ観察される（**写真3**）。
・慢性気管支炎では気管支壁の視認性が末梢部まで増加する（**写真1**、**写真2**）。これは主に粘膜の炎症や気管支周囲の浸潤、あるいは気管支粘膜の肥厚により発症する。
・その他、副腎皮質機能亢進症によって気管支壁が石灰化を示したり、加齢によって気管支壁がミネラル化し、気管支壁が末梢部まで視認できることがある。また、臨床兆候もなく、偶発的にミネラル化した所見を視認することがある（**写真4**）。

鑑別診断

・加齢性変化による気管支壁の視認
・副腎皮質機能亢進症あるいは長期間のコルチコステロイド投与による気管支壁の視認

Chapter 4 胸部 気管支拡張症

●症例　7歳／アメリカン・コッカー・スパニエル（雄）
繰り返す慢性の咳を主訴に来院（**写真1～5**）。

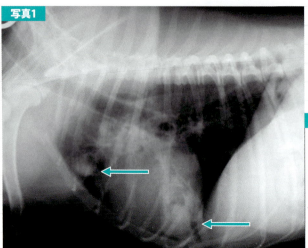
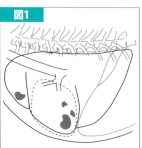

写真1　気管支拡張症側方向像

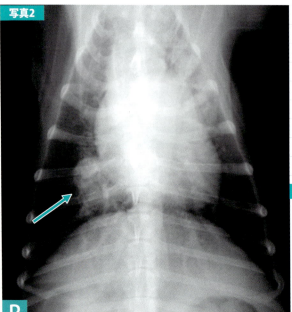
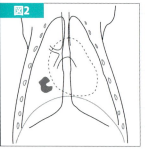

写真2　気管支拡張症背腹像

Bronchiectasis

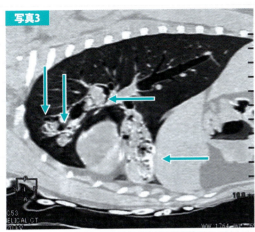

写真3　気管支拡張症（CT矢状断面）

病態

気管支拡張症の定義は気管支の弾性成分が障害を受ける慢性の気道炎症による気管支の不可逆的な拡張のことであり、気管支壁の破壊や呼吸分泌物のクリアランスの低下を招く。気道粘膜の線毛機能不全が原因で、先天性と後天性がある。後天性については好酸球性気管支炎、慢性気管支炎、細気管支炎および気管支肺炎が進行した結果、線毛機能が低下し、発症する。ただし、慢性感染や炎症性肺疾患すべてが気管支拡張症になるわけではなく、既存の免疫異常、炎症に対する反応性、肺の浄化機能異常などが関与していると考えられる。海外ではアメリカン・コッカー・スパニエル、ミニチュア・プードル、ウエスト・ハイランド・ホワイト・テリア、シベリアン・ハスキーなどに好発するとされているが、筆者はミニチュア・ダックスフントも好発すると考えている。

画像所見

- CT画像において気管支と並走する肺動脈、それぞれの直径を比較し、肺動脈系の2倍を超える気管支径を示す場合、本疾患と診断とされている。また、拡張した気管支内に粘稠性分泌物を認めることもある（**写真1～写真5**）。胸部X線においても同様の見解である。ただし、気管支拡張症と組織診断された中には、肺動脈系の2倍以下であった症例も存在していたとの報告もある。⬅は顕著に拡張した気管支で内部に粘稠性分泌物が見られるものもある。
- また、拡張した気管支は不可逆性であり、吸気時および呼気時においても変化しないとされているが、吸気時に拡張、呼気時に虚脱傾向を示す場合もある（**写真6**、**写真7**）。

Chapter 4 胸部 気管支拡張症

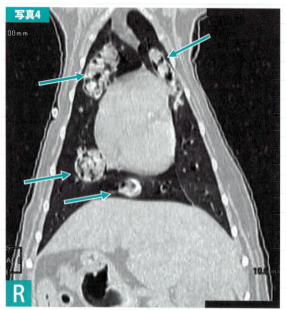

写真4　気管支拡張症（CT水平断面）

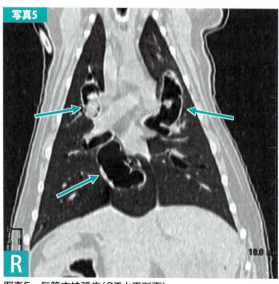

写真5　気管支拡張症（CT水平断面）

Bronchiectasis

● 症例　8歳3ヶ月齢／チワワ（未去勢雄）
咳を繰り返すという主訴で受診。この症例の胸部X線検査では吸気時と呼気時で拡張した気管支容積の変化が認められた（**写真6,7**）。この症例は同部位を外科的切除したところ、気管支拡張症を伴う慢性気管支炎と組織診断された。

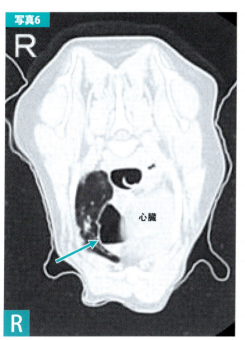

写真6　気管支拡張症吸気時（CT横断面）

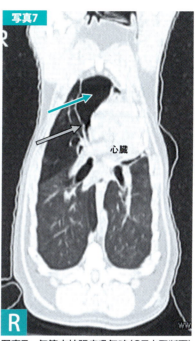

写真7　気管支拡張症吸気時（CT水平断面）

鑑別診断

- 一般的に気管支拡張症の鑑別疾患は無いが、時に肺原性シストとの鑑別が必要となることもある。

気管支拡張症の好発犬種は下記の通りである。
ウエスト・ハイランド・ホワイト・テリア、コッカー・スパニエル、シベリアン・ハスキー、スプリンガー・スパニエル、パグ

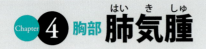

Chapter 4 胸部 肺気腫（はいきしゅ）

病態

肺気腫とは、肺が過剰に膨らんで肺胞の壁が壊れる病気である。空気の通り道である気道の炎症や、気管支の形成不全などによって吸気時には空気が短時間で肺に入るが、呼出に時間がかかるため、徐々に肺に空気が貯留する。これを繰り返すことで徐々に肺が過剰に膨らみ、発症する。肺気腫になると肺胞間を通る血管が細くなったり、肺全体が膨張すると横隔膜など呼吸を行う筋肉が押されたり、心臓を圧迫することもある。

画像所見

肺気腫のX線学的所見は、
- 横隔膜ラインの扁平化
- 胸郭の拡大像
- 肺野のX線透過性亢進
- 心陰影の縮小化
- 胸骨と右心室壁とのスペースの拡大像
- 縮小化した細い肺の動静脈陰影

などである。その他、
- 吸気時、呼気時のX線像において横隔膜の可動域の減少

もしばしば認められる。

鑑別診断

- 気胸（→P.202）

気胸と肺気腫のX線所見は類似しているので注意が必要である。
両者は肺葉のX線透過性を評価することによって鑑別ができる。肺気腫の患側肺葉が空気を過剰に貯留することによって正常よりもX線透過性が亢進所見を示すのに対して、気胸では胸腔内の空気の貯留によって肺葉が退縮することによるX線不透過所見を示す。

Pulmonary emphysema

●症例1　13歳／雑種猫
長期間にわたって咳症状が見られ、最近腹式呼吸をするようになったとの主訴で受診。吸気時(**写真1**)と呼気時(**写真3**)のX線側方向像では**写真1**の方でわずかにX線透過性が亢進しているが、呼吸相における横隔膜の稼働はほとんど見られない(⬅)。おそらく、猫喘息(好酸球性気管支炎)による末梢気管支炎から肺気腫に進行したものと考えられる。
また、心臓(★)が胸骨から離れているのは、正常以上に膨らんだ肺によって、心臓が変位しているためと考えられる。

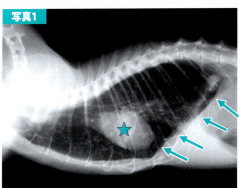

写真1　肺気腫吸気時

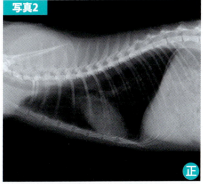

写真2　正常画像

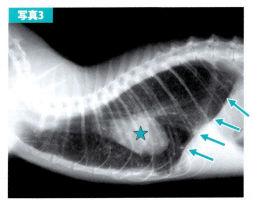

写真3　肺気腫呼気時

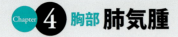

Chapter 4 胸部 肺気腫

● 症例2　2歳／チワワ

咳と呼吸困難を主訴に受診。
X線背腹像(**写真4**)およびX線側方向像(**写真6**)では▲で示す部位のX線透過性が亢進している。同CT水平断面(**写真5**)では肺気腫を呈している肺葉部▲と正常肺葉部△の透過性の違いが明瞭である。同CT横断面(**写真8**)では血管径の違い(←)が明瞭である。この症例は外科的肺葉切除の結果、気管支の形成不全に起因した肺気腫であった。

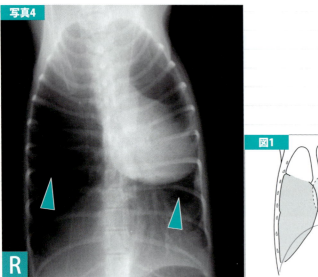

写真4　X線背腹像

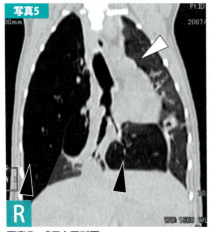

写真5　CT水平断面

Pulmonary emphysema

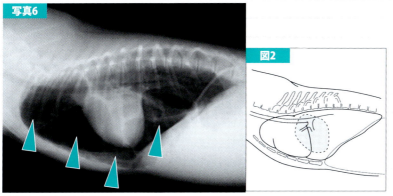

写真6　X線側方向像

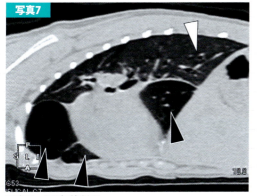

写真7　CT矢状断面

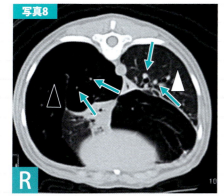

写真8　CT横断面

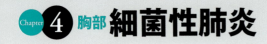

Chapter 4 胸部 細菌性肺炎

病態

細菌性肺炎の原因病原体の多くは正常な気道常在菌が病原性を発揮することに起因する。すなわち、過密な飼育環境、不衛生、ワクチン未接種、糖尿病や副腎皮質機能亢進症など易感染状態、体調不良、免疫抑制剤の長期使用、麻酔処置や外科手術後、他の原因（ウイルス性、真菌性、原虫性、細菌性など）による呼吸器感染症の続発症などによって呼吸器系の防御力が低下することによって発症する。犬や猫の細菌性肺炎では体温が正常であることもしばしば一般的である。

画像所見

肺胞パターン、間質パターン、気管支パターンなどの所見が混在した画像所見が一般的である。
具体的には、
・細気管支周囲カフ形成
・複数の境界不明瞭な均一または不均一な円形ないし無定型の小葉性浸潤
・肺葉の一部や肺葉全体へと硬化の融合
・肺の代償性の過膨張や無気肺像
などである。

鑑別診断

・肺腫瘍（原発性、転移性）（→P.188）
・肺水腫（心原性、非心原性）（→P.198）
・血栓塞栓症
・肺出血
・肺拡張不全
一般に、画像から肺炎と他の疾患を鑑別することは極めて困難である。

Bacterial pneumonia

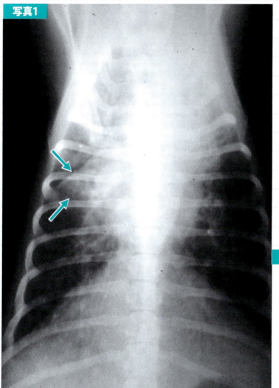

●症例1　1歳／犬
イヌジステンパーウイルス感染に起因した二次性の細菌性気管支肺炎が疑われた。⬅で示す部位は肺炎によって硬化像を示している。また、その周囲は気管支パターンや間質パターンが認められる。

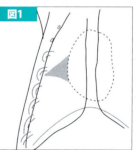

写真1　二次性細菌性気管支肺炎背腹像

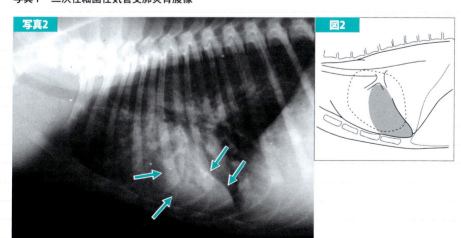

写真2　二次性細菌性気管支肺炎側方向像

Chapter 4 胸部 細菌性肺炎

●症例2　成熟猫

慢性気管支肺炎である。肺野全域において肺胞パターン、間質パターンおよび気管支パターンが認められる。このような場合では、ブラと呼ばれる気腫状所見（⬅）もしばしば見られることもある。

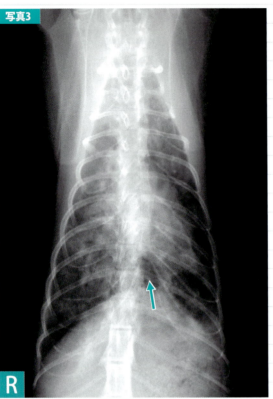

写真3　慢性気管支肺炎背腹像

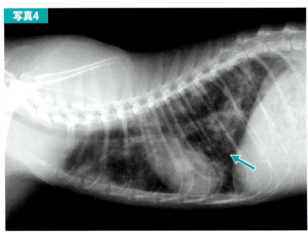

写真4　慢性気管支肺炎側方向像

Bacterial pneumonia

●症例3　11歳／猫
猫では(←)が示すような肺胞パターンである多発巣を形成する肺炎がしばしば認められる。このような肺炎は犬における報告はない。
その他、肺炎から閉鎖性気胸を起こすこともある。

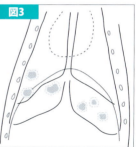

写真5　細菌性肺炎背腹像

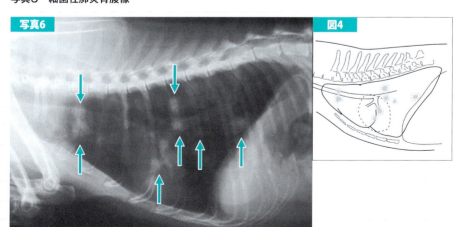

写真6　細菌性肺炎側方向像

Chapter 4 胸部 吸引性肺炎

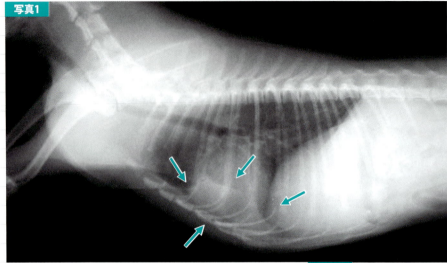

写真1 吸引性肺炎側方向像（犬）
←で示す部位がX線不透過性を呈し、硬化像の一部が描出されている。

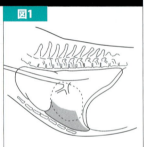

図1

病態

吸引性肺炎とは液体物や異物が肺に誤入したことによって起こる肺炎を指す。胃の内容物を誤入しておこる肺炎を誤嚥性肺炎と呼ぶが、近年では吸引性肺炎と誤嚥性肺炎は同意語として用いられている。
一方、エアロゾルやガスなどを吸うことで起こる肺炎は吸入性肺炎と呼ぶ。誤入することによって直接気道や肺実質が損傷する。そしてこの炎症によって気管支収縮、肺出血、粘液産生の促進、血管透過性亢進などを誘発し、肺虚脱や無気肺となる。

画像所見

肺葉サインを伴う硬化像を示す。最も好発する部位は右中葉である。次いで左右の前葉で好発するが、どの肺葉でも起こりうる。

Aspiration Pneumonia

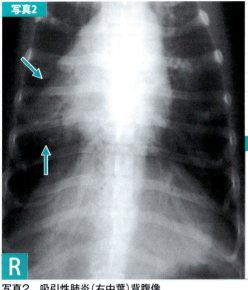

●症例1　成熟犬
写真2では右中葉が硬化像を呈している。
写真3では右中葉および左前葉後部に硬化像（←）を呈している。**写真3**は吸引性肺炎の側方向像。矢印で示した部位が硬化部位。

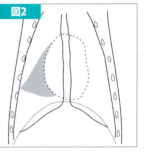

写真2　吸引性肺炎（右中葉）背腹像

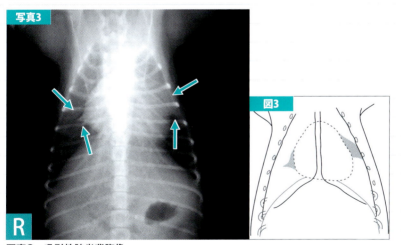

写真3　吸引性肺炎背腹像

鑑別診断

・原発性肺腫瘍（→P.188）
・肺虚脱
その他、稀だが肺葉捻転なども鑑別リストに入る。

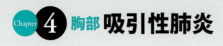

胸部 吸引性肺炎

● 症例2　成熟猫

吐出を繰り返す成熟猫。精査のために食道造影検査を行ったところ、造影剤が気道内に誤嚥し、右中葉（**A**）、左前葉前部（**B**）および後部（**C**）、さらに後葉気管支（**D**）に造影剤が誤入している（**写真4**、**写真5**）。

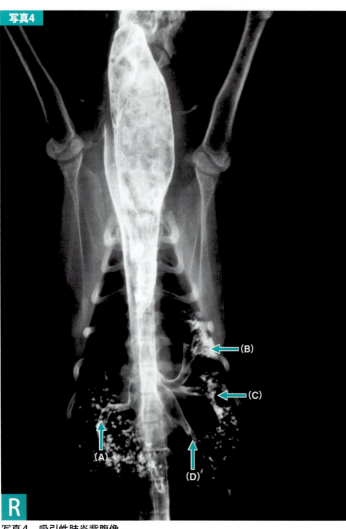

写真4　吸引性肺炎背腹像

Aspiration Pneumonia

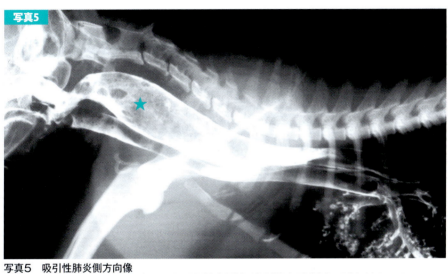

写真5　吸引性肺炎側方向像
写真4と同一症例。
頸部食道内（★部）に毛玉が停滞した猫。

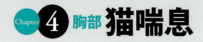

Chapter 4 胸部 猫喘息

病態

ヒトの喘息と同様に猫喘息の病態生理はまだ十分に解明されていない。しかしながら、末梢気道の平滑筋肥大および収縮、粘膜上皮の浮腫、粘液腺肥大および過度の粘液分泌などによって気流が減少する。

好発猫種はシャムと言われている。

画像所見

・気管支壁の肥厚（気管支パターン）が最も典型的である（**写真1**、**写真2**）。
・間質パターン（**写真3**、**写真5**）
・肺の過伸展所見（**写真7**、**写真8**）：肺に正常以上に空気が貯留することで肺の透過性が上昇、横隔膜の平坦化もしくは横隔膜の尾側変位などが見られる。

その他、X線学的異常を示さないこともある。
・斑状の肺胞パターン

また、粘液性分泌物による気道閉塞によってしばしば無気肺像（右中葉に好発）も見られる（**写真9**、**写真10**では右中葉だけでなく、左前葉後部にも無気肺像を認める）。

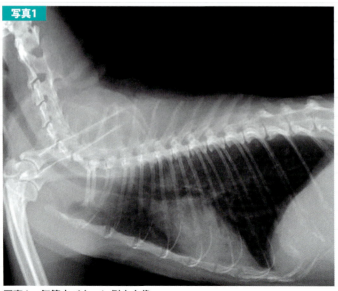

写真1　気管支パターン側方向像

Feline Asthma

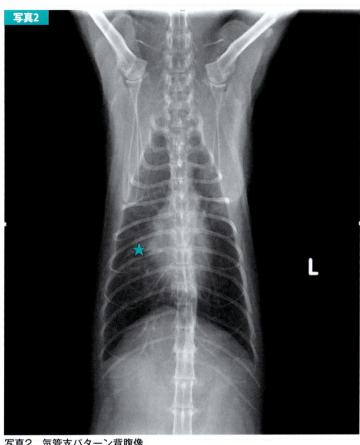

写真2 気管支パターン背腹像
写真1と同一症例。
★に無気肺像を認める。

Chapter 4 胸部 猫喘息

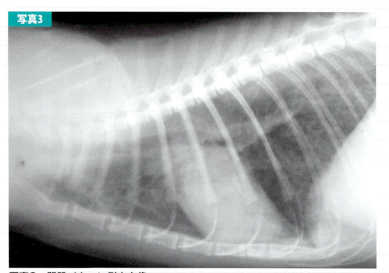

写真3　間質パターン側方向像
肺野全域がすりガラス様となっている。

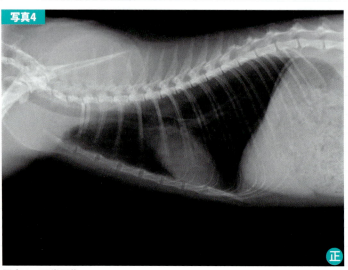

写真4　正常画像

Feline Asthma

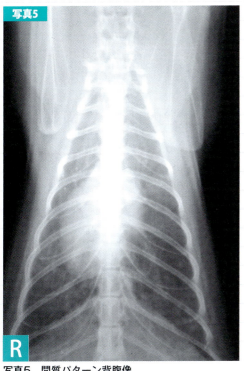

写真5　間質パターン背腹像
写真3と同一症例。
肺野全域がすりガラス様となっている。

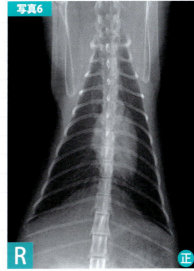

写真6　正常画像

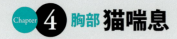

Chapter 4 胸部 猫喘息

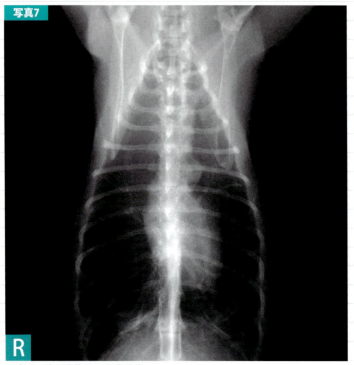

写真7　肺の過伸展所見背腹像

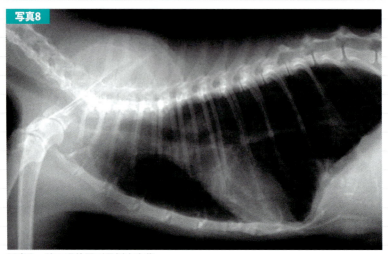

写真8　肺の過伸展所見側方向像
写真7と同一症例。

Feline Asthma

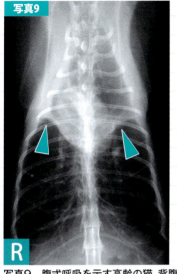

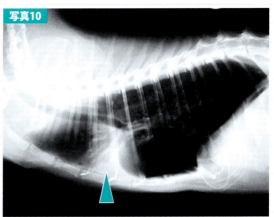

写真10　写真9と同一症例の側方向像

写真9　腹式呼吸を示す高齢の猫　背腹像

主に左右の後葉の透過性が亢進し、かつ過伸展し、心臓は頭側に偏位している。
右中葉および左前葉後部に無気肺像が見られる（▲）。

鑑別診断

- 細菌性気管支炎
- ウイルス性気管支炎
- 真菌性気管支炎
- 寄生虫性気管支炎
- 原虫性気管支炎
- 腫瘍（リンパ腫、気管支原性癌など）
- 副腎皮質機能亢進症
- 特発性肺線維症
  （※猫では猫喘息に似たX線所見を示すので注意）

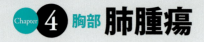
Chapter 4 胸部 肺腫瘍

病態

犬猫における原発性肺腫瘍は一般的に、他の器官で発生する腫瘍と比較してその発生率は低く、多くは転移性肺腫瘍である。原発性肺腫瘍の発生率は犬では10万頭に5.6頭、猫では2.2頭との報告があるが、近年増加傾向にある。原発性肺腫瘍の発症時の平均年齢は、犬が9.3〜10.9歳齢、猫では11〜12.5歳齢である。多くが腺癌(部位によって気管支腺癌、気管支肺胞腺癌、肺胞癌)であり、扁平上皮癌は少なく、肉腫は稀である。これらは悪性であり、転移する可能性がある。なお、バーニーズ・マウンテン・ドッグ、フラット・コーテッド・レトリーバー、ウエルッシュ・コーギー・ペングローブでは組織球肉腫がしばしば肺に発症する。

画像所見

肺後葉での発生が多い。原発性肺腫瘍の主な画像所見は、
- 孤立性：最も多い。(**写真1**、**写真2**)
- 多発性：**写真4**、**写真5**
- 硬化性
- 粟粒性：**写真6**、**写真7**

上記以外においても筆者は、腫瘍とその周囲に広範な亜急性炎症を示した症例を経験したことがある。腫瘍とそれに関連して発症した炎症(肺炎)が混在していることもあるので注意が必要である。

鑑別診断

- 肺炎
- 肺水腫
- 肺出血
- 肺虚脱
- 肺葉捻転
- 肺膿瘍
- 肉芽腫(真菌性、細菌性、好酸球性、寄生虫性)

Lung Tumor

●症例　8歳／ウエスト・ハイランド・ホワイトテリア

孤立性原発性肺腫瘍（⬅で囲まれたX線不透過性の結節像）。
外科的摘出後の病理組織検査で、肺癌と診断された。

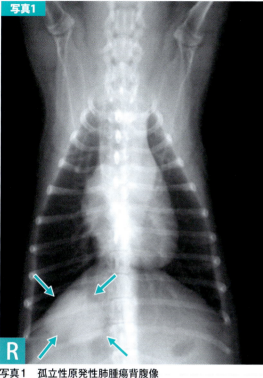

写真1　孤立性原発性肺腫瘍背腹像

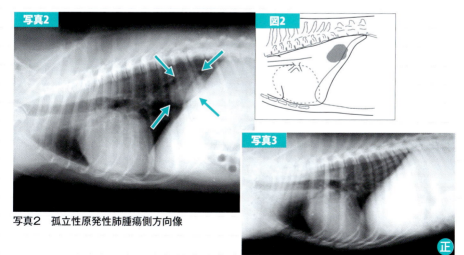

写真2　孤立性原発性肺腫瘍側方向像

写真3　正常画像

Chapter 4 胸部 肺腫瘍

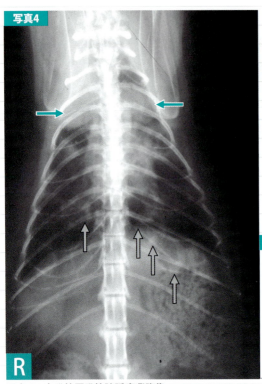

●症例2　成熟猫
多発性原発性肺腫瘍
一部を外科的に切除したところ、腺癌と組織診断された。空洞化を形成している腫瘤（⇐）は多発性原発性腫瘤、内部にX線不透過構造物を認める。
⇐はおそらく転移性肺腫瘍であろうと考えている。

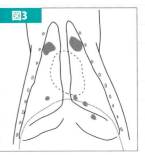

図3

写真4　多発性原発性肺腫瘍背腹像

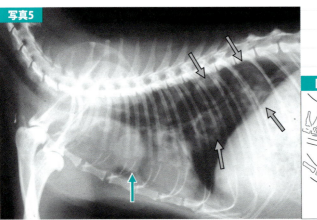

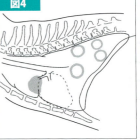

図4

写真5　多発性原発性肺腫瘍側方向像

Lung Tumor

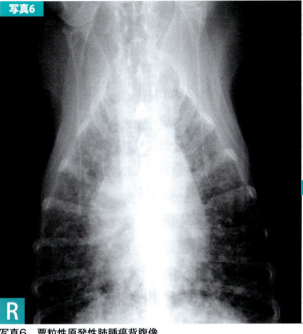

●症例3　12歳／ゴールデン・レトリーバー

呼吸困難を主訴に受診。肺野全域において微小結節像が認められる。死後の剖検検査によって肺血管肉腫と組織診断された。

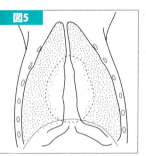

写真6　粟粒性原発性肺腫瘍背腹像

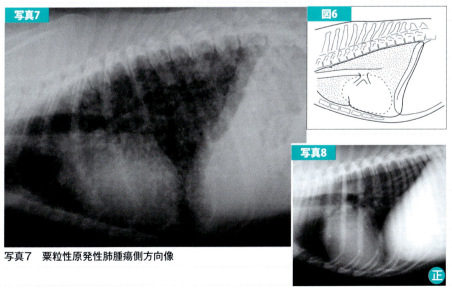

写真7　粟粒性原発性肺腫瘍側方向像

写真8　正常画像

191

Chapter 4 胸部 気管腫瘍

●症例　13歳／雑種猫（不妊雌）

呼吸困難や痰のからんだ咳を主訴に受診。胸部X線像（**写真1**、**写真2**）において▲で示す部位の気管内の空気が消失し、周囲にX線不透過像を呈している。

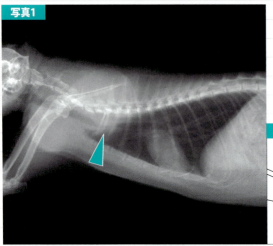
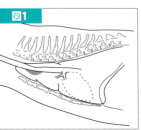

写真1　気管腫瘍側方向像

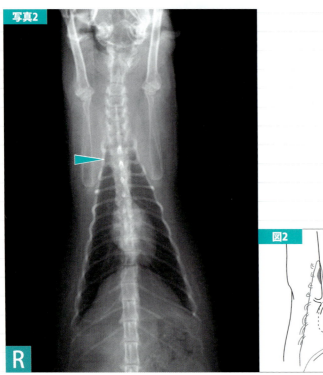

写真2　気管腫瘍背腹像

Tracheal Tumor

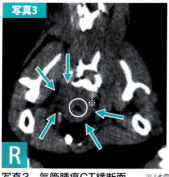

同症例に対して無麻酔で撮像したCT像（**写真3**：横断面、**写真4**：矢状断面）。周囲から気管を狭窄するように軟部組織構造物が存在している（⬅）。
この構造物に対してプレドニゾンの単独・単回投与を実施したところ、4ヶ月後のX線検査で消失していたことからリンパ腫が強く疑われた。

写真3　気管腫瘍CT横断面　※は気管内の空気

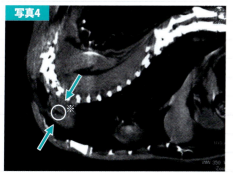

写真4　気管腫瘍CT矢状断面　※は気管内の空気

病態

犬および猫の呼吸器系腫瘍は全腫瘍中約1%である。呼吸器系腫瘍では鼻腔内腫瘍が最も多く、次いで肺腫瘍が多く見られる。気管腫瘍は、喉頭腫瘍とともに呼吸器系腫瘍の中でもまれである。猫ではリンパ腫の発生が最も一般的である。犬では腺癌や扁平上皮癌などが時折発生する。

画像所見

・空気が存在する気管内にX線不透過性の軟部組織構造物が見られる。
・あるいは軟部組織構造物が気管周囲に存在し、内腔を狭窄した像として見られることもある（**写真3、4**）。

鑑別診断

・気管内異物
・気管内ポリープ

Chapter 4 胸部 犬糸状虫症

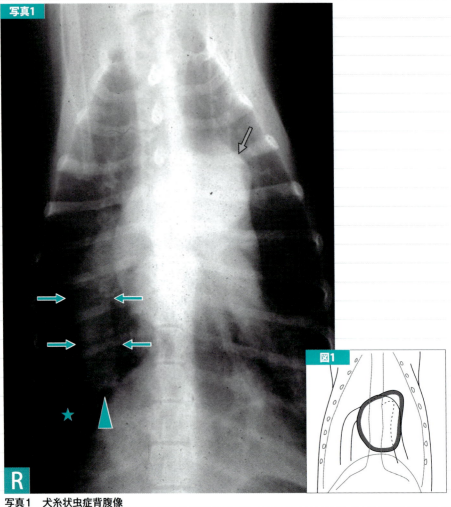

写真1　犬糸状虫症背腹像

主肺動脈の腫大（⬅）や右心拡大によって心臓の形が逆Dのように見える。右肺後葉肺動脈の顕著な腫大（⬅）（正常では第九肋骨と交差する後葉肺血管径は肋骨幅を超えない）および血管の切り詰め像（▲）を認める。この切り詰め像によって右肺野の胸壁側の透過性は亢進している（★）。

Dirofilariasis

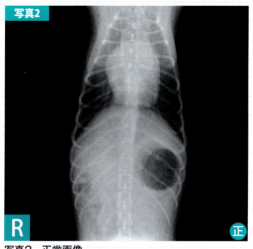
写真2　正常画像

病態

犬糸状虫症は、犬糸状虫の成虫の犬への寄生にともなって循環障害を起こす。犬糸状虫の主な寄生部位は肺動脈である。虫体によって血流が妨げられ、重度の肺動脈内膜増殖性病変が肺動脈内腔を狭窄させたり、血管の柔軟性低下や死亡成虫の周囲に形成された血栓が肺動脈を閉塞し、肺高血圧症や右心不全を起こす。

画像所見

- 右心室および右心房の拡張（逆Dサイン）
- 肺動脈の拡張や蛇行
- 肺動脈の切り詰め像や末梢肺野の透過性亢進
- 後大静脈の拡張
- 肝臓腫大
- 腹水や胸水貯留

鑑別診断

主肺動脈の腫大	右心拡大
・動脈管開存症 ・心房中隔欠損症 ・心室中隔欠損症 ・肺高血圧による二次性肺動脈圧の上昇	・エプスタイン奇形 ・三尖弁閉鎖不全 ・心房中隔欠損症 ・心室中隔欠損症

Chapter 4 胸部 僧帽弁閉鎖不全症

●症例　12歳6ヶ月齢／チワワ

側方向像(**写真1**)において顕著な左心房の拡大を認める(⬅)。
背腹像(**写真3**)では心陰影で2時半〜3時方向に位置する左心耳の腫大が顕著である(⬅)。左右後葉に軽度肺胞パターンが認められ、肺水腫の存在が示唆される(⬅)。超音波検査で両心拡大を確認。

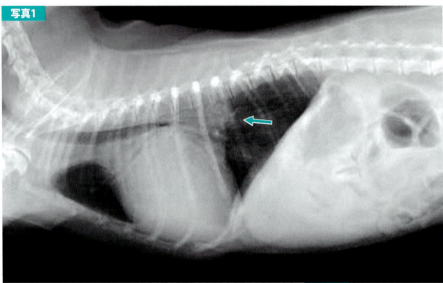

写真1　僧帽弁閉鎖不全症側方向像

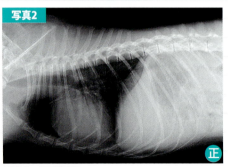

写真2　正常画像

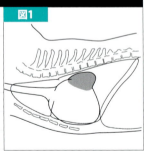

図1

僧帽弁閉鎖不全症の好発犬種は下記の通りである。
キャバリア・キング・チャールズ・スパニエル、コッカー・スパニエル、シー・ズー、シュナウザー、チワワ、プードル、ペキニーズ、ヨークシャー・テリア

Mitral regurgitation

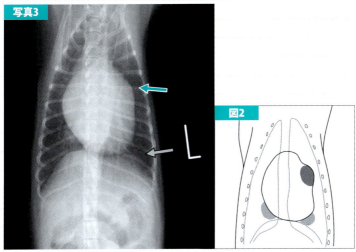

写真3　僧帽弁閉鎖不全症背腹像

病態

僧帽弁閉鎖不全症とは、左心房と左心室の境界にある弁（僧帽弁）が、何らかの原因によって閉じられなくなることで左心室から左心房に血液が逆流してしまう疾患である。犬における本疾患では僧帽弁の粘液腫様変性に起因することが最も多い。その他、心内膜炎による弁傷害に伴う閉鎖不全、腱索断裂なども原因となる。

画像所見

- 左心房および左心室の拡大
- 側方向像では左心房の拡大に伴って心臓の尾側ウエスト（左心房と左心室の境界部のくぼみ）消失
- 肺静脈の腫大
- 肺水腫によるX線不透過性所見
- 側方向像において左主気管支および気管支の圧迫および背側への挙上
- 病期の進行とともに肺動脈の腫大、右心拡大、肝腫大などが見られる。

鑑別診断

- 動脈管開存症
- 心室中隔欠損症

心臓の超音波検査が鑑別には有用である。

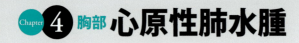

心原性肺水腫

病態

肺水腫とは肺の間質や肺胞に液体が貯留する状態である。心原性肺水腫と非心原性肺水腫に分類される。前者は、左心不全が主な原因である。
一方、後者の原因は、有毒ガスの吸入、感電、低アルブミン症、進行性の尿毒症、上気道閉塞性疾患、腫瘍など多岐にわたっている。
左心不全を起因とした肺水腫では左心拡大、肺静脈の腫大から間質性肺水腫そして肺胞性肺水腫へと進行する。

画像所見

・肺野は間質パターンか、肺胞パターンあるいは両所見を合わせた混合パターンを示す。肺胞パターンの場合、エアーブロンコグラム（気管支透亮像）所見が良く見られる。
・肺門周囲部から肺野に向かって左右対称性に広がることが多い。
・肺静脈の腫大が認められる。
・肺動静脈陰影が不鮮明になる。
・心陰影（最初は左心系、病期の進行とともに右心系も）が拡大する。
・右心系が拡大すると肝腫大も併発する。

鑑別診断

・非心原性肺水腫
・好酸球性気管支肺炎（間質パターン）
・間質性肺炎（間質パターン）
・肺のミネラル化（**写真5**、**写真6**）

Cardiac pulmonary edema

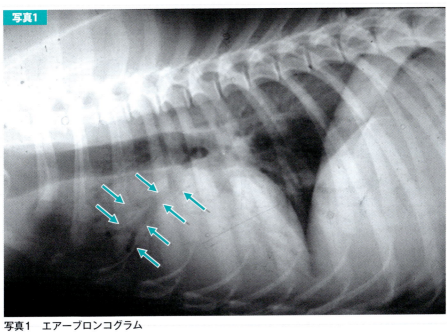

写真1　エアーブロンコグラム
⬅で示すようにX線不透過性陰影内に顕著なX線透過性陰影を認める。
液体は間質および肺胞内に貯留しているが、気管支腔内には空気が存在していることからこのような像が描出される。

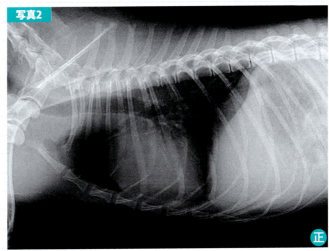

写真2　正常画像

Chapter 4 胸部 心原性肺水腫

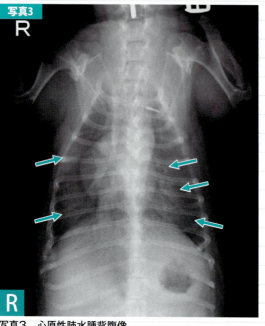

写真3 心原性肺水腫背腹像

●症例1　成熟犬

超音波検査で左右心拡大を確認。背腹像(**写真3**)において左右の肺野全域において対称性に肺胞パターンを認める(⬅)。犬の心原性肺水腫ではしばしばこのような画像を認めるが、猫の心原性肺水腫のX線所見は多様性があり、このような画像を示さないこともある。側方向像(**写真4**)では肺胞パターンは主に腹側で顕著である(⬅)。この所見からこの肺野に貯留する液体が漿液性に富んでいることが示唆される。

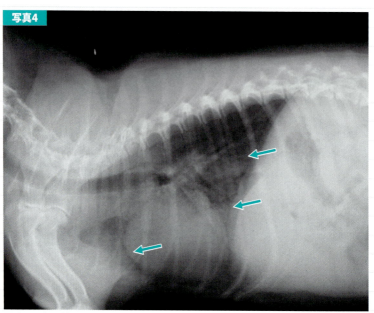

写真4　心原性肺水腫側方向像

Cardiac pulmonary edema

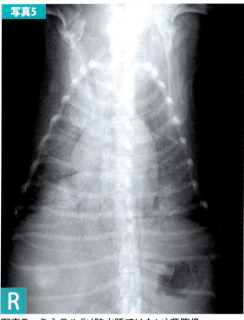

● 症例2　成熟犬

下垂体巨大腺腫に罹患した犬。副腎皮質機能亢進症によって肺胞壁が石灰化（ミネラル化）している。この症例ではこのX線検査時に呼吸器徴候は無い。このような肺のミネラル化では無呼吸から頻呼吸や呼吸困難徴候まで様々である。
※肺水腫、肺腫瘍、肺炎などとの鑑別に注意する。

写真5　ミネラル化（肺水腫ではない）背腹像

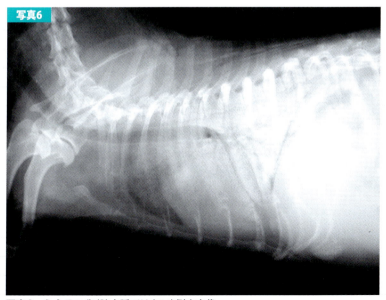

写真6　ミネラル化（肺水腫ではない）側方向像

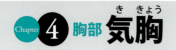

病態

胸腔内に空気あるいはガスが遊離し、肺葉が退縮する状態が気胸である。胸腔内に流入する経路は、肺臓側胸膜、胸壁破壊、縦隔内空気の侵入、横隔膜破裂などである。
片側に発生した気体は、一般的に縦隔胸膜部が不完全ながら有窓となっているので容易に対側に移動する。
気胸が起こる原因は、ブラ（肺実質と臓側胸膜層の間）またはブレブ（臓側胸膜層内）の破裂、肺囊胞の破裂、猫の末梢気道病変に関連、細菌性肺炎、腫瘍、肺内異物、食道穿孔、医原性（肺吸引、胸腔穿刺、開胸など）など多岐にわたる。

画像所見

- 側方向像において胸骨と心陰影の尖部が離れる。
- 肺の辺縁が胸壁から離れる。
- 虚脱した肺葉の外側には血管や気管支紋理が見られない。
- 肺野のX線透過性の低下。

鑑別診断

- 肺気腫（→P.170）

ショック、脱水、アジソン疾患などによって肺血管が狭小化することによる相対的な肺野の透過性亢進。
上記の疾患と気胸との鑑別ポイントは肺野のX線透過性の低下の有無である。

Pneumothorax

●症例1　5歳／シベリアン・ハスキー
呼吸困難を主訴に受診。

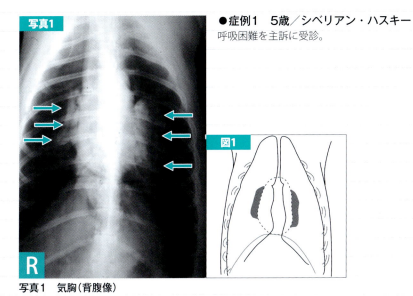

写真1　気胸（背腹像）

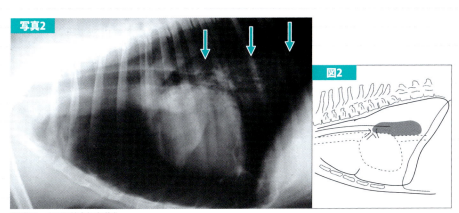

写真2　気胸（側方向像）

⬅は胸腔内に空気が遊離したことによって虚脱し、X線透過性が低下した肺。
この犬は気管支肺炎から肺の一部に小さな孔が空きそこからブレブとなって空気が胸腔内に漏出した症例。

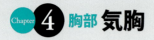
胸部 気胸

●症例2　7歳／雑種猫
慢性的に発咳が見られ、最近呼吸が荒くなったとの主訴で受診。

←は胸腔内に遊離している空気。この部位に血管や気管支紋理は認められない。また肺野は全体的にX線不透過性を呈している。気管支肺炎に伴って発生した気胸。

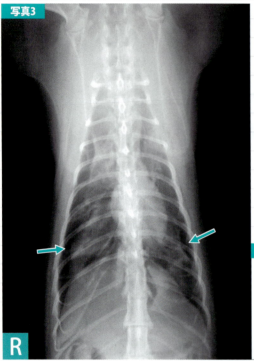

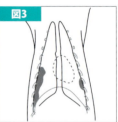

写真3　気胸背腹像

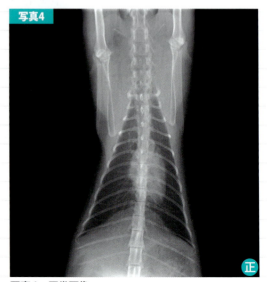

写真4　正常画像

Pneumothorax

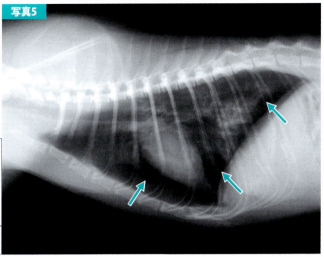

写真5　気胸側方向像
写真3と同一症例。
←（青）は**写真3**同様に胸腔内に遊離している空気を示している。

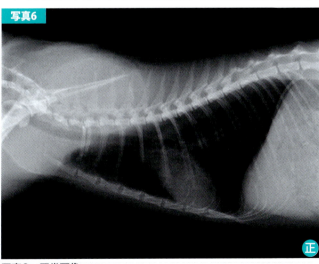

写真6　正常画像

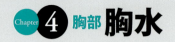

Chapter 4 胸部 胸水

病態

呼吸、心収縮および体動の際の胸腔内器官の運動を滑らかに、かつ潤滑にするために胸腔内には正常においても胸膜腔への液体流入とリンパ系による胸膜液除去のバランスによって約1〜5mLの液体が貯留している。しかし、様々な病因によって液体流入が増加したり、胸膜液除去量が低下すると呼吸困難などの臨床徴候を示し、かつX線像において胸水所見が認められる。液体中の蛋白濃度、細胞数などから漏出性胸水、滲出性胸水、変性漏出性胸水に分類される。

画像所見

・葉間裂の明瞭化（側方向像では肺葉がホタテ貝のような形を示すこともある）。
・肺辺縁が胸壁から離れ、その部分は液体を示すX線不透過性となる。
・右肺中葉が最初に虚脱することが多い。
・肋骨横隔膜角が鈍化（背腹像、腹背像）
・心陰影の部分的あるいは全体的な消失
・横隔膜ラインの消失
・心横隔膜靱帯のX線不透過性の増加（背腹像、腹背像）
・大量の胸水貯留によって肺が浮遊するので側方向像で気管が背側に変位する（**写真1**）。

鑑別診断

・横隔膜ヘルニア（→P.216）
・縦隔腫瘍
・正常画像
  ※ミニチュア・ダックスフンドやウエルシュ・コーギー・ペンブロークなどの軟骨異栄養犬種では、肋軟骨結合部が内側に窪んでいるために、正常であっても背腹像あるいは腹背像において胸水が存在するように見える。

Pleural effusion

●症例1　成熟猫

大量の胸水貯留によって気管が背側に挙上している（←）。
この症例は超音波検査によって胸腔内に腫瘤などの占拠性病変がないことを確認している。
写真2の正常と比較。

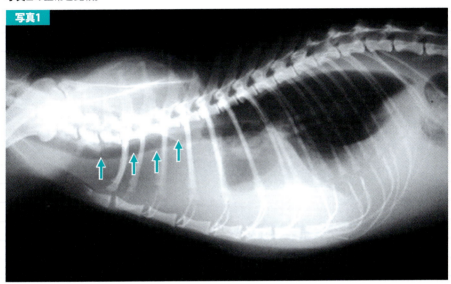

写真1　胸水側方向像

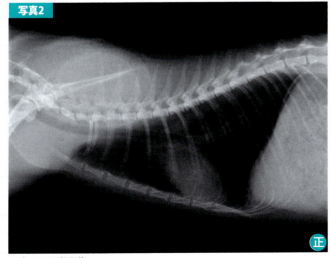

写真2　正常画像

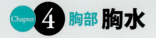

Chapter 4 胸部 胸水

● 症例2　成熟犬

← で示す部位は胸水貯留によって胸壁から離れた肺葉。葉間裂が明瞭に確認できる。その他、心陰影や横隔膜ラインが消失している。

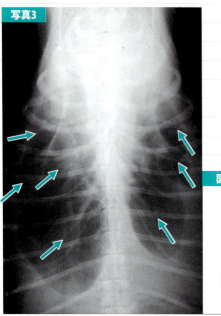

写真3　胸水背腹像

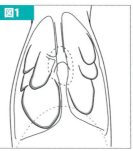

図1

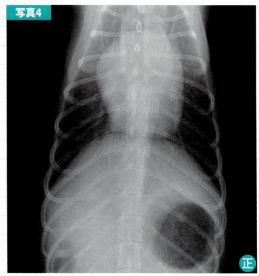

写真4　正常画像

Pleural effusion

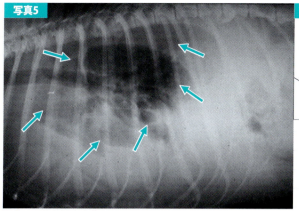
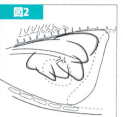

写真5　胸水側方向像
写真3と同一症例。

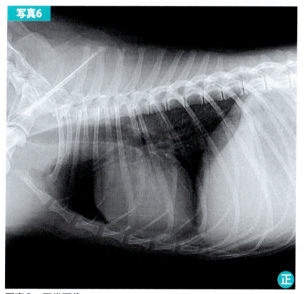

写真6　正常画像

Chapter 4 胸部 縦隔内の主な構造物

縦隔内には胸腺、心臓、胸管（リンパ管）、大血管、食道、神経、リンパ節、気管などが存在しているが（**図1**）、正常な胸部単純X線像（**写真1**）では心臓、気管、大血管（胸大動脈、後大静脈）しか視認できない。

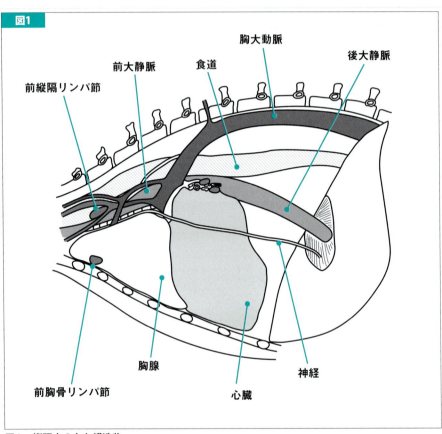

図1　縦隔内の主な構造物

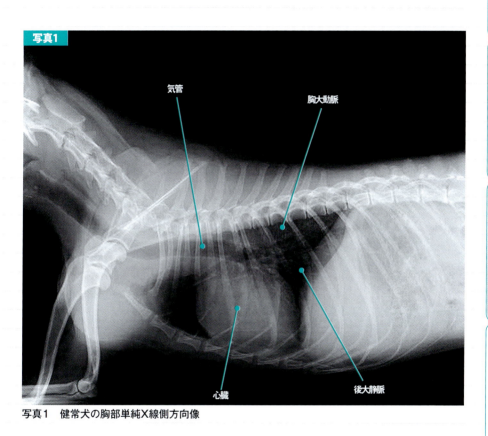

写真1　健常犬の胸部単純X線側方向像

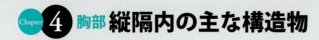

Chapter 4 胸部 縦隔内の主な構造物

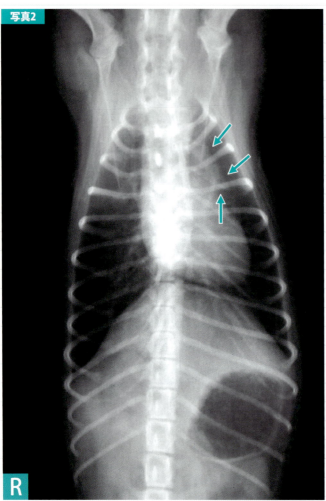

写真2　健常犬の胸部単純X線背腹像
縦隔内構造物はX線背腹あるいは腹背像では正中領域に存在している。
⬅で示されているのは胸腺である。
胸腺は未成熟時に心臓の左頭側にヨットの帆状の形状として描出される（セールサイン）。
正常であれば成熟とともに退縮し、X線像では描出されなくなる。

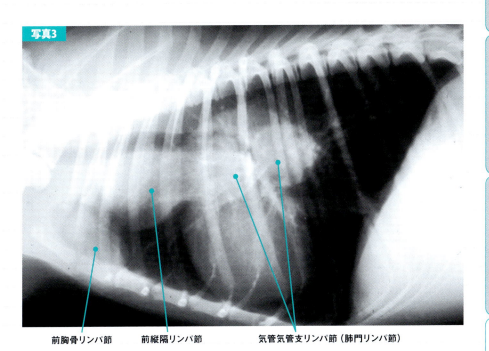

前胸骨リンパ節　　前縦隔リンパ節　　気管気管支リンパ節（肺門リンパ節）

写真3　胸腔内リンパ節腫大（犬）
リンパ腫に罹患した犬の単純胸部X線側方向像。
正常であれば、単純X線像では胸腔内リンパ節を視認することはできない。
しかし、腫瘍が胸腔内リンパ節転移などにより、腫大すると描出される。

Chapter 4 胸部 縦隔頭側の腫瘍

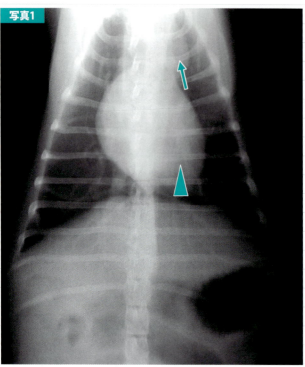

●症例　10歳／シー・ズー
　（写真1・2）

健康診断を希望して来院し、胸部X線検査を行ったところ、縦隔頭側部に円形のX線不透過性腫瘤を認める（⬅）（▲は心臓）。

写真1　縦隔頭側の腫瘍背腹像

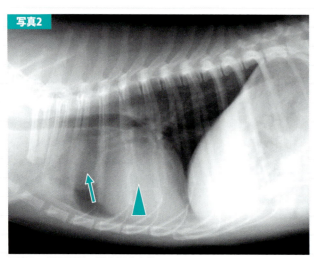

写真2　縦隔頭側の腫瘍側方向像

Neoplasms of the Cranial Mediastinum

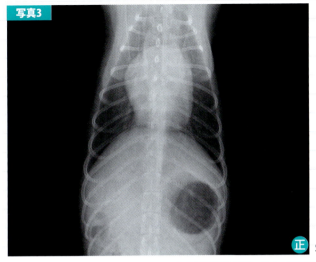

写真3　正常画像

病態

縦隔とは、左右の胸膜腔、横隔膜および胸郭前口の間に位置する胸郭中央部の空隙である。縦隔内には心臓、胸腺、気管、食道、迷走神経、大血管、多数のリンパ節などが存在する。また、心臓によって縦隔は頭側、中部、尾側の3つに細分される。縦隔部発生の原発性腫瘍はほとんどが縦隔頭側に発生する。
リンパ腫や胸腺腫が最も一般的で、その他、異所性甲状腺腫瘍などが発生する。

画像所見

・縦隔頭側部に軟部組織デンシティーの腫瘤像が見られる。
・腫瘤が巨大な場合、側方向像において腫瘤に押されて気管は背側に挙上し、また心臓は尾側に偏位する。
・胸水貯留所見が見られることもある。
・胸腺腫の場合、腫瘍随伴症候群として巨大食道所見が見られることもある。

鑑別診断

・縦隔膿瘍
・肉芽腫
・縦隔血腫
・縦隔嚢胞
・血管輪異常による二次性巨大食道症

215

Chapter 4 胸部 横隔膜ヘルニア

病態

肝臓や消化管などの腹部臓器が横隔膜の欠損部を通って胸腔内に突出した状態。先天性と後天性があるが、後者の方が一般的であり、そのほとんどが外傷性である。外傷性には直接型（咬傷、刺傷、銃創など）、間接型（交通事故、落下、蹴られる、喧嘩などによる腹腔への鈍的外傷）および医原性（胸腔穿刺、胸腔ドレーン設置、腹部切開時など）に分類される。腱部よりも比較的脆弱な筋肉部で断裂して横隔膜ヘルニアを起こしやすい。

画像所見

・横隔膜ラインの一部あるいは全体の消失
・胸腔内デンシティーあるいは透過性の異常像
・肺萎縮像
・心陰影の不鮮明や変位
・胸水貯留

鑑別診断

・胸水（→P.206）

●症例1　2歳／雑種猫
約8ヶ月齢時に保護したときから呼吸が速い（**写真1・3**）。

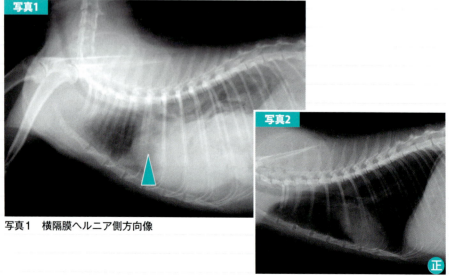

写真1　横隔膜ヘルニア側方向像

写真2　正常画像（猫）

Diaphragmatic Hernia

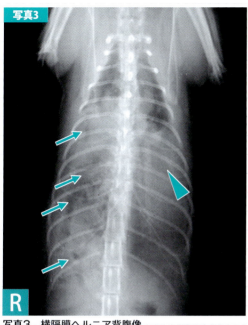

写真3　横隔膜ヘルニア背腹像

胸腔内に多数のガス像を認める（←）。
側方向像（**写真1**）では横隔膜ラインが消失し、かつ腹側部において腹部臓器らしき軟部組織構造物が胸腔内に認められ、心臓が頭側に変位している。また背腹像（**写真3**）では心臓が左側に偏位している（▲）。

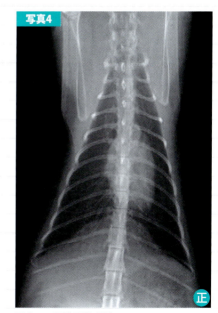

写真4　正常画像（猫）

Chapter 4 胸部 横隔膜ヘルニア

● 症例2　成熟猫
車とぶつかった後から呼吸が荒いとの主訴で受診（**写真5・7・8**）。

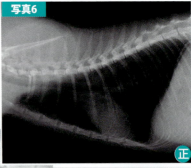

写真6　正常画像（猫）

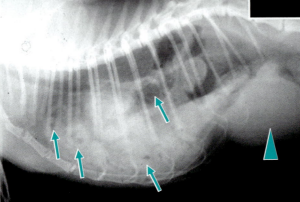

写真5　横隔膜ヘルニア側方向像

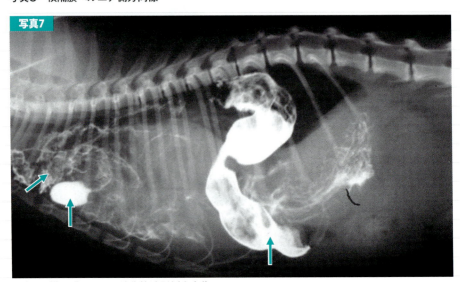

写真7　横隔膜ヘルニア消化管造影側方向像

218

Diaphragmatic Hernia

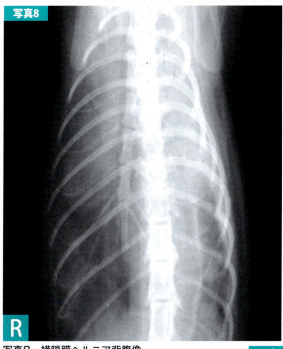

写真8　横隔膜ヘルニア背腹像

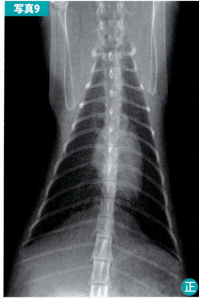

写真9　正常画像（猫）

写真5では胸腔内にガス像が散見される（←）、また心陰影や横隔膜ラインが消失している。さらに肝臓や脾臓などの腹部臓器が確認できず、膀胱（▲）が横隔膜近くに位置している。
バリウムによる消化管造影検査で腸管が胸腔内に存在していることが確認できる（**写真7**）。
背腹像（**写真8**）においても心陰影や横隔膜ラインが消失している。そして胸腔内ではX線不透過の軟部組織構造物が複数の部位で認められる。

Chapter 4 胸部 腹膜心膜横隔膜ヘルニア

●症例　2歳／犬

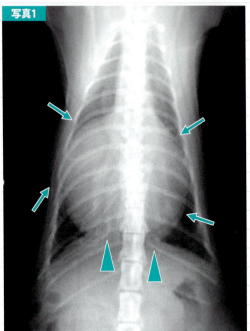

写真1　腹膜心膜横隔膜ヘルニア背腹像

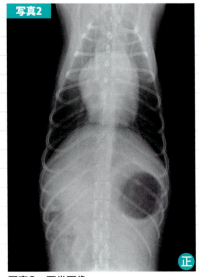

写真2　正常画像

病態

犬猫で最も多い先天性横隔膜ヘルニア。腹側の横隔膜欠損部を通過して腹腔内臓器が心嚢内に入り込む。肝臓や小腸などが最も一般的な腹部臓器。他に鎌状間膜、大網、脾臓、胃なども脱出する。先天性なのでいくつかの先天性異常（胸骨欠損、肺血管障害など）が併発することがある。

好発犬種	好発猫種
ジャーマン・シェパード・ドッグ、プードル	ヒマラヤン、ペルシャ、長毛雑種猫

Peritoneopericardial Diaphragmatic Hernia

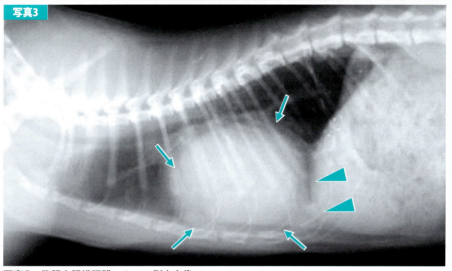

写真3　腹膜心膜横隔膜ヘルニア側方向像

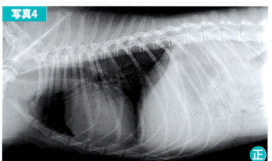

写真4　正常画像

画像所見

・胸部X線検査では拡大した円形の心陰影（←）。
・腹背像あるいは背腹像においては横隔膜ラインの正中部、側方向像においては腹側部が欠損（▲）。

鑑別診断

・心タンポナーデ
・両心疾患
心臓の超音波検査が鑑別には有用である。

Chapter 4 胸部 縦隔気腫

●症例　7ヶ月齢／猫
去勢手術直後から努力呼吸。

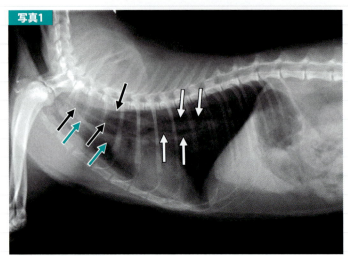

写真1　縦隔気腫初日
手術直後のX線像。正常では確認できない前大静脈（⬅）、気管外壁（⬅）および食道（⇦）が認められる。

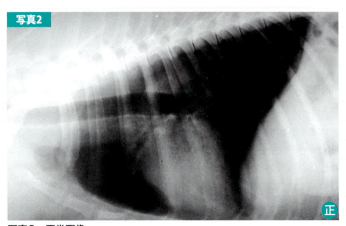

写真2　正常画像

Pneumomediastinum

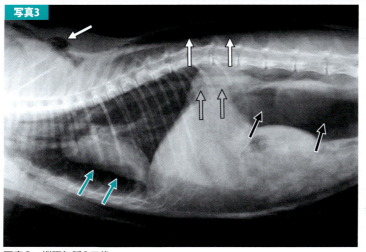

写真3　縦隔気腫9日後
手術から9日目の画像。縦隔内の空気の増加に伴って心陰影が変位し、胸骨から離れている（⬅）。さらに遊離空気は横隔膜背側部の腹部臓器側において大動脈陰影が確認され（⇦）、かつ後腹腔内（⬅）および皮下部（⇦）にも認められる。

病態

通常は空気が存在しない縦隔洞内に何らかの原因によって遊離空気が存在する。主な原因は、気管の破裂や穿刺傷、肺周囲の嚢胞や水泡の破裂、食道の穿孔、頸部の深傷、稀にガス産生菌による感染などである。
なお、筆者の経験的には交通事故や麻酔時の気管内挿管時の医原性によるものが多い。

画像所見

・縦隔洞内のX線透過性亢進
・正常の胸部X線像では確認できない縦隔内器官（奇静脈、前大静脈、気管外壁、食道など）が確認できる。
・時間とともに遊離空気は大動脈裂孔を通って後腹腔内や皮下に波及する。

鑑別診断

・巨大食道症（→P.240）
・縦隔内脂肪

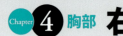

右大動脈弓遺残症

病態

正常では左側胸部に走行する大動脈が、右大動脈弓遺残症では右側原始大動脈弓から発生するため、右側大動脈と肺動脈の間に動脈管（動脈靱帯）が横断し、その結果食道の背側と右側を大動脈に、腹側を心基底部と肺動脈に、背側と左側を動脈管に囲まれる。
そしてこの動脈管が食道の正常な拡張を妨げるリング状となって食道を締め付けることによってその部分よりも頭側の食道が拡張する。
生後6ヶ月までに吐出などの臨床徴候を示す。アイリッシュ・セッターやジャーマン・シェパードに好発する。

画像所見

・心基底部より頭側に拡張した食道
・病変部よりも尾側の食道は正常だが、経過とともに食道の蠕動運動が低下し、尾側の食道も拡張所見を示すようになる。

鑑別診断

・巨大食道症（→P.240）
・食道憩室
・食道狭窄

Persistent Right Fourth Aortic Arch : PRAA

● 症例　3ヶ月齢/ミニチュア・シュナウザー（雄）
吐出を主訴に来院

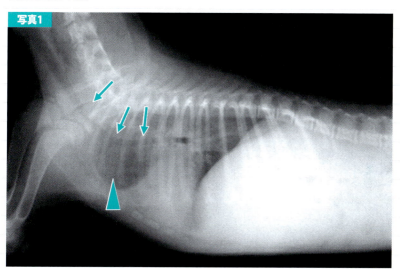

写真1　胸部単純X線側方向像
心臓の頭側にX線透過性亢進所見を示す気腫様部位が見られる（▲）。またその気腫様部位近くの食道が腹側に変位している（←）。

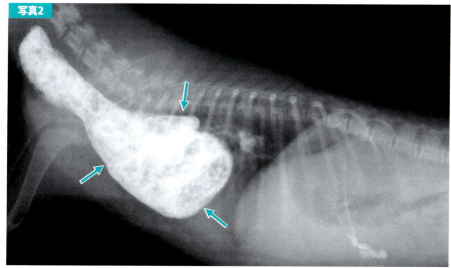

写真2　写真1の食道造影X線像側方向像
頸部食道から心基底部にかけて顕著に食道拡張所見が見られる（←）。

Chapter 4 胸部 右大動脈弓遺残症

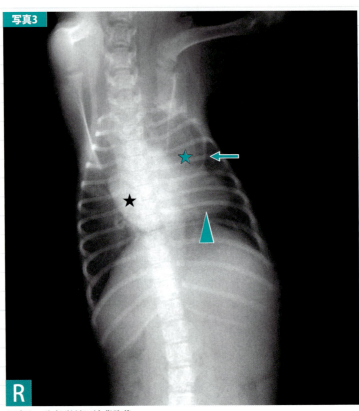

写真3　胸部単純X線背腹像
左胸腔内頭側部に気腫様所見(★)、心臓(★)の左側に軟部組織デンシティーの構造物(▲)が見られる。また気腫様所見と軟部組織デンシティーの間に軟部組織デンシティーのラインを認める(←)。

Persistent Right Fourth Aortic Arch : PRAA

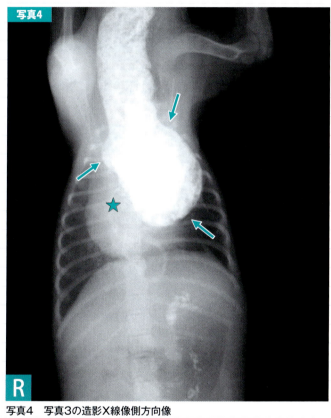

写真4　写真3の造影X線像側方向像
拡張した食道陰影が頸部から左胸腔内にかけて見られる（←）。★は心臓。

Chapter 4 胸部 大動脈弓伸展

病態

老齢猫ではしばしば胸大動脈が伸展し、それに伴い心臓が前傾する。
伸展した胸大動脈の大動脈弓は、背腹像あるいは腹背像で腫瘤様陰影として見られる。
また、胸大動脈がさらに伸展すると側方向像において蛇行所見となることもある。
多くの場合、臨床的意義はない。

画像所見

- 側方向像において伸展した大動脈弓所見（←）と前傾した心陰影が見られる。
- 背腹像あるいは腹背像では伸展した大動脈弓が心臓の左頭側に軟部組織様の腫瘤状所見として見られる。

鑑別診断

- 腫瘍
- 膿瘍

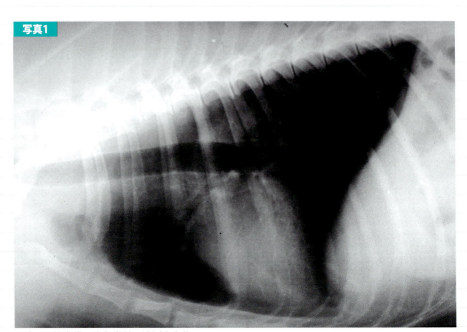

写真1　健常猫の胸部単純X線側方向像

Aortic arch Extension

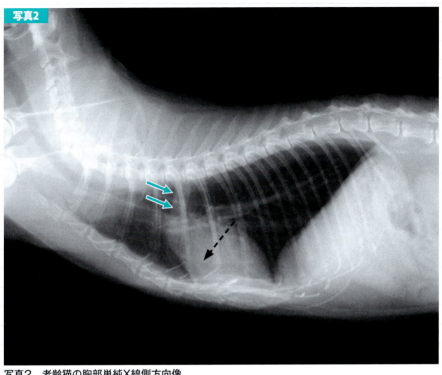

写真2　老齢猫の胸部単純X線側方向像
大動脈弓が伸展し（⬅）、それに伴い心臓が前傾する（◀----）。
健常猫と比較（**写真1**）。

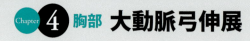

Chapter 4 胸部 大動脈弓伸展

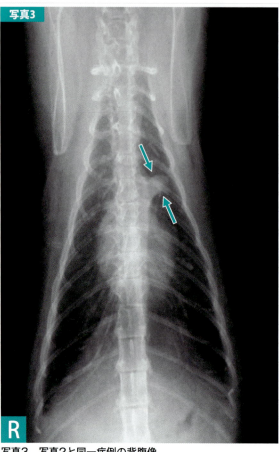

写真3　写真2と同一症例の背腹像
←で示す部位に軟部組織様腫瘤像を認める。
この像は伸展した大動脈弓(←)が、他の大動脈弓よりも長いため、しばしば背腹像あるいは腹背像でこのような腫瘤像として描出される。
写真4の正常と比較。

Aortic arch Extension

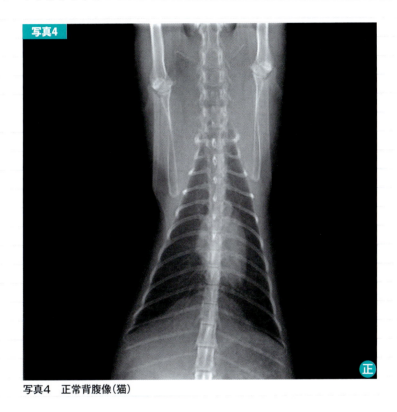

写真4　正常背腹像（猫）

Chapter 4 胸部 裂孔(れっこう)ヘルニア

病態

裂孔ヘルニアとは、胃の一部が食道裂孔から胸部へ脱出した状態を意味する。裂孔ヘルニアには間欠的に発生し、食道―胃移行部が噴門部とともに移動していることが多い。偶発的に見つかることもあるが、二次性の逆流性食道炎や巨大食道症を伴うこともある。シャー・ペイに好発するとされる。胃の一部が遠位食道内腔に脱出したものは胃食道重責であり、裂孔ヘルニアとは異なる。

画像所見

・単純X線検査側方向像において食道噴門部付近でガスを含んだ軟部組織様陰影を認める。
・二次的に巨大食道所見や誤嚥による肺炎所見を伴うこともある。

鑑別診断

・巨大食道症（→P.240）
・食道内異物（→P.302）
・胃食道重責
・食道腫瘍

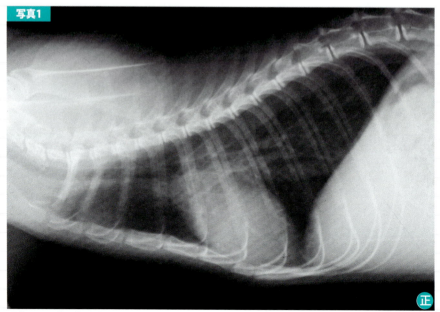

写真1　正常画像（猫）

Hiatal Hernia

● 症例1　成熟猫

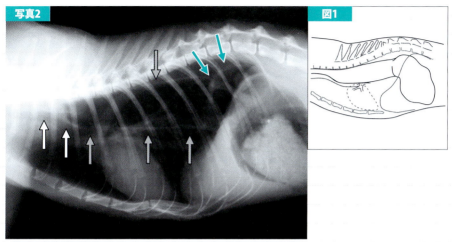

写真2　単純X線側方向像
拡張した食道と食道ライン（⇐）および ← で示す内部に空気を含んだ像を認める。さらに拡張した気管によって一部の気管が腹側に変位している（⇐）。

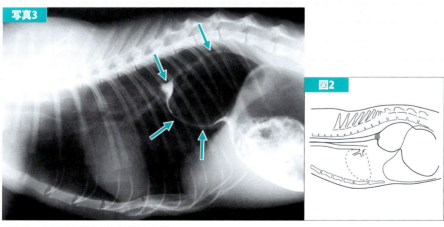

写真3　上部消化管造影X線側方向像
写真2と同一症例。
造影剤の投与によって先ほどの内部に空気を含んだ像が胃であることが示された（←）。また食道拡張所見は消失している。

Chapter 4 胸部 裂孔ヘルニア

● 症例2　成熟猫

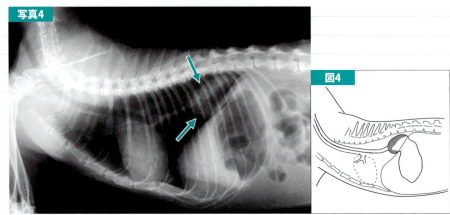

写真4　単純X線側方向像
横隔膜付近にX線不透過性と一部透過性を示す構造物を認める（←）。

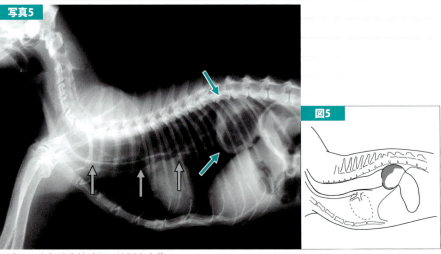

写真5　上部消化管造影X線側方向像
写真4と同一症例。
後日の撮影ではストライプサイン※（←）や食道拡張所見を認めるとともに、構造物（←）がやや大きくなっている。検査の結果、構造物は裂孔ヘルニアによって胸腔内に脱出した胃の一部であった。

※ストライプサイン
腹側の食道壁陰影が気管の背側壁陰影と並走することで見られるX線不透過性の線状陰影

Chapter 5 腹部

正常画像（X線）	236
巨大食道症	240
腸閉塞	244
胃捻転と胃拡張	248
急性膵炎	250
腰下リンパ節腫脹	254
結石	256
水腎症	262
子宮蓄膿症（犬）	266
胆石症	268
腎嚢胞	270
腎周囲偽嚢胞	272
腎臓腫瘍	274
両側副腎腫大	278
副腎腫瘍	282
肝臓腫瘍	286
脾臓腫瘍	290
門脈体循環シャント	294
前立腺肥大	298
食道内異物	302
腸内線状異物	304
腸内異物	306

Chapter 5 腹部 正常画像（X線）

犬 DOG

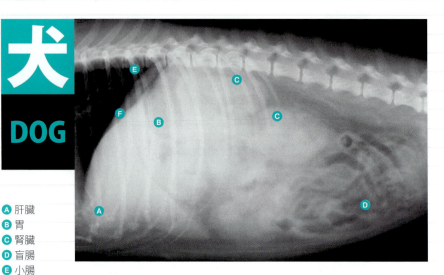

- Ⓐ 肝臓
- Ⓑ 胃
- Ⓒ 腎臓
- Ⓓ 盲腸
- Ⓔ 小腸
- Ⓕ 横隔膜
- Ⓖ 結腸
- Ⓗ 膀胱

猫 CAT

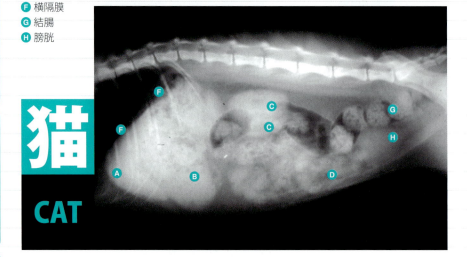

犬の腹部単純X線像において正常で確認できる器官、確認できない器官
- ●確認できる器官
  腹側の肝葉、右側方向像において脾臓、胃、小腸、盲腸、結腸、腎臓、膀胱、前立腺（※若齢犬を除く）、腹膜腔、後腹膜腔
- ●確認できない器官
  膵臓、副腎、尿管、尿道、卵巣、子宮（※妊娠時を除く）、リンパ節、血管
  ※確認できない器官が腹部単純X線像で確認できた場合は、病的な異常の可能性がある。

- Ⓐ 肝臓
- Ⓑ 胃
- Ⓒ 脾臓
- Ⓓ 腎臓
- Ⓔ 盲腸

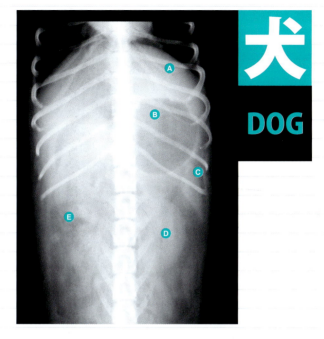

犬 DOG

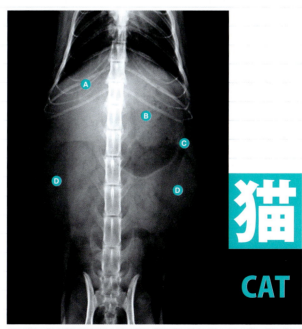

猫 CAT

Chapter 5 腹部 正常画像（X線）

食道造影による健常犬の食道陰影

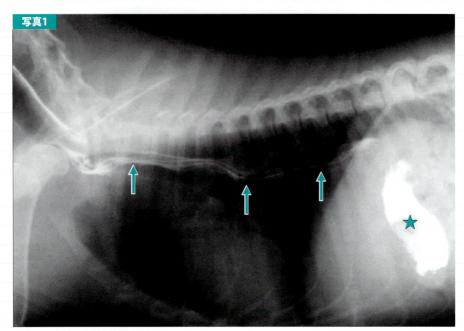

写真1　造影X線側方向像

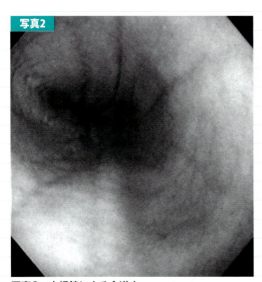

写真2　内視鏡による食道内

犬の食道は全体が横紋筋であり、造影X線側方向像では**写真1**の⬅が示すように全体的に線状陰影である。
写真1の★は胃内のバリウム造影剤である。
食道内部は**写真2**のようになっている。

食道造影による健常猫の食道陰影

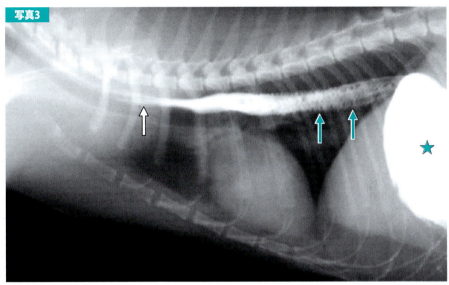

写真3　造影X線側方向像

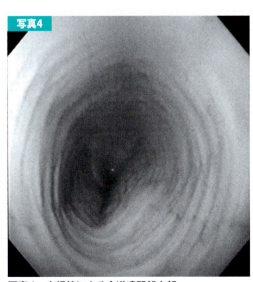

写真4　内視鏡による食道噴門部内部

猫の食道は犬と異なり、食道全体の後半1/3が平滑筋で、他は横紋筋である。そのため、犬と比較すると胃に近い食道造影の陰影が異なっている。この像はヘリンボーンパターンと呼ばれる。
また内視鏡を用いた同部位の内部も犬と異なっている。造影X線像の★は胃内のバリウム造影剤である。

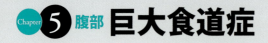

Chapter 5 腹部 巨大食道症

病態

食道がびまん性に拡張し、その運動性が低下する病態であり、異物や腫瘍など物理的な狭窄によって生じる局所性食道拡張症とは区別される。巨大食道症は先天性と後天性の二つに分類される。先天性巨大食道症は、ジャーマン・シェパード、ゴールデン・レトリーバー、グレート・デン、ミニチュア・シュナウザーなどで好発する。原因は不明だが、求心性の迷走神経の機能障害が示唆されている。後天性巨大食道症の原因は、重症筋無力症、多発性筋炎、鉛中毒など多く疾患に関連して起こるようだが、特発性など原因不明であることもしばしばである。

画像所見

- 側方向像において食道拡張像が認められ、内部に空気、液体、食塊およびそれらの混合物が滞留している。
- 側方向像において食道内に空気が貯留している場合には、食道腹側のラインと気管壁の背側ラインと並走してストライプサインが認められる。また正常では確認できない食道背側ラインも確認することができる。
- 食道拡張が顕著な場合では、気管や心臓が変位することもある。
- しばしば誤嚥による肺炎像を併発している。

鑑別診断

- 全身麻酔下ではしばしば食道内に空気の貯留を認めることがある。
- 胃拡張など胃に大量の空気があることで食道内に空気が逆流することがある。

先天性巨大食道症の好発犬種	後天性巨大食道症の好発犬種
フォックス・テリア、グレートデン、シャー・ペイ、ジャーマン・シェパード・ドッグ、シュナウザー、ニューファンドランド、ラブラドール・レトリーバー	アイリッシュ・セッター、ゴールデン・レトリーバー、ジャーマン・シェパード・ドッグ

Megaesophagus

● 症例1　成熟犬
⬅で囲まれた部位は食道が拡張し、内腔にガスが貯留している。▲は気管。

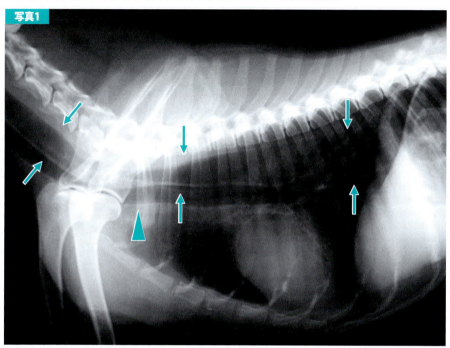

写真1　巨大食道症側方向像

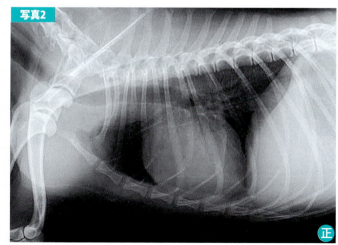

写真2　正常画像

Chapter 5 腹部 巨大食道症

● 症例2　成熟犬

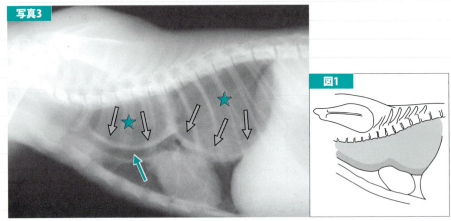

写真3　巨大食道症側方向像

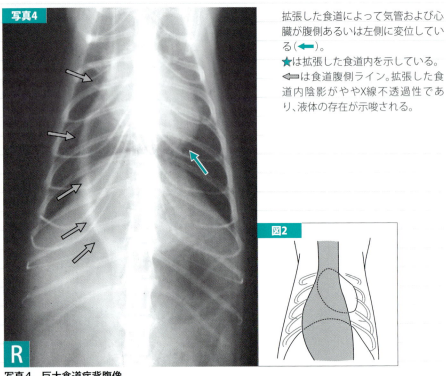

拡張した食道によって気管および心臓が腹側あるいは左側に変位している（⬅）。
★は拡張した食道内を示している。
⬅は食道腹側ライン。拡張した食道内陰影がややX線不透過性であり、液体の存在が示唆される。

写真4　巨大食道症背腹像
写真3と同一症例。

Megaesophagus

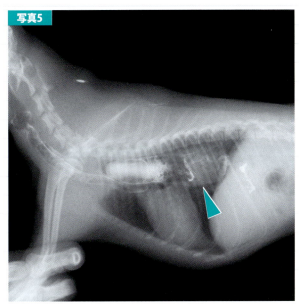

●症例3　5歳／小型犬
吐出を繰り返すという主訴で来院。
▲で示す部位にX線不透過像が認められる。その構造物の頭側の食道は拡張し、内腔に一部造影剤の存在を確認することができる。そしてごく少量の造影剤が胃内に認められる。
内視鏡検査の結果、巨大なじゃがいもが異物として食道内噴門部に認められ、その異物によって物理的には食道が拡張していたと考えられる。

写真5　巨大食道症消化管造影X線側方向像

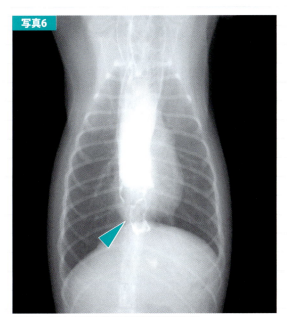

写真6　巨大食道症消化管造影X線背腹像
写真5と同一症例。

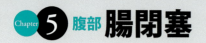

病態

先天的な奇形、異物、腸重責、腸捻転、腫瘍（壁内、壁外）など様々な原因によって小腸が閉塞する。主に機能性イレウスと機械性イレウスに分類される。前者は神経障害、腹膜炎、慢性閉塞からの二次的な発生などによって起こり、蠕動運動が完全に消失する。後者は、異物、ヘルニア、捻転、腫瘍などによって生じる。
しかし、前述したように慢性閉塞によって機能性イレウスとなることもある。

画像所見

・著しく拡張した腸内にガス、液体、あるいは両者の混合物が充満する。
腸管サイズが犬では第五腰椎の脊柱管部の高さの1.5倍以上、猫では1.2cm以上であれば腸管拡張。
・立位での側方向による水平撮影ではガスが背側、液体が腹側に貯留する鏡面像（ニボー像）を示す。
・閉塞部より遠位の腸は一般に正常である。
・猫で多く認められる線状異物の造影X線検査では腸がヒダ状を呈し、腸係蹄が腹部中央に集まる。

鑑別診断

・巨大食道症（→P.240）に伴う小腸への空気貯留像
・結腸像
・気腫性化膿性子宮炎
・腹腔内遊離ガス

Ileus

●症例　成熟猫

成熟した猫。単純X線側方向像(**写真1**)では小腸の拡大を認める(←)。尾側の小腸では内部に液体の滞留を認め、頭側の小腸では空気の滞留が顕著である。⇐は胃である。**写真2**の正常と比較。

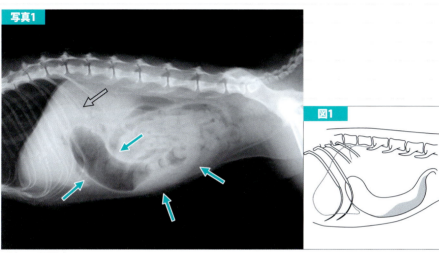

写真1　腸閉塞

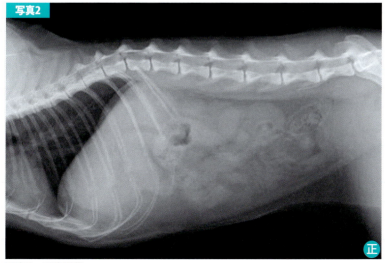

写真2　正常画像

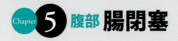

Chapter 5 腹部 腸閉塞

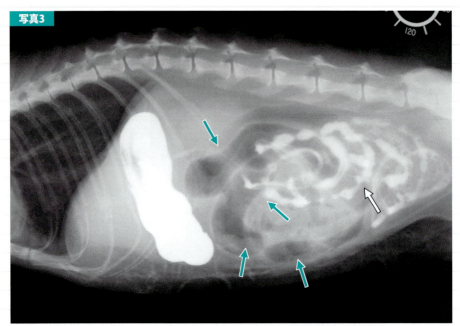

写真3　造影剤投与5分後

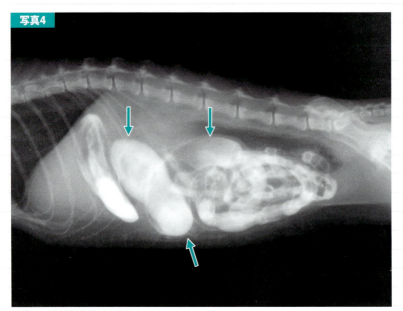

写真4　造影剤投与60分後

Ileus

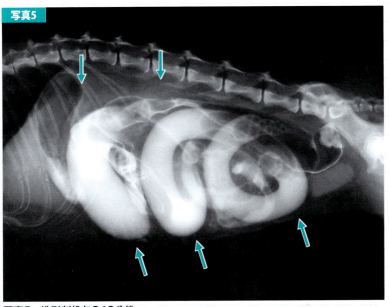

写真5 造影剤投与240分後
写真3~5は**写真1**と同一症例。
造影剤投与後(**写真3**)では正常と思われる小腸部位(⇐)と顕著に拡大し、内腔に空気の貯留を認める小腸部位(←)を認める。造影剤投与60分後(**写真4**)および240分後(**写真5**)では小腸の拡大部が徐々に広がっているのがわかる。
この症例は消化管腫瘍に伴うイレウス(腸閉塞)であった。

Chapter 5 腹部 胃捻転と胃拡張

●症例　15歳／アメリカン・コッカー・スパニエル（不妊雌）

食後に突然腹囲膨満を起こした。
胃内に大量の空気を含んで拡張している（▲）。⬅は胃壁の皺、⬅はガスを含有した小腸である。

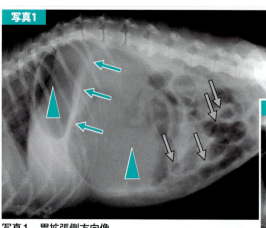

写真1　胃拡張側方向像

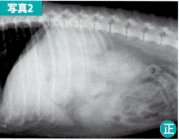

写真2　正常画像

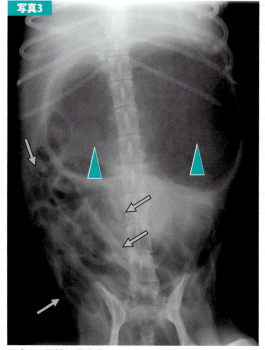

写真3　胃拡張背腹像

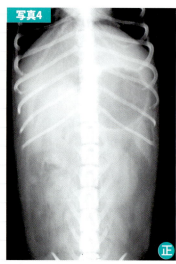

写真4　正常画像

Gastric torsion and dilatation

病態

胃拡張は流出路の閉塞や胃壁のアトニーに起因し、急性症では胃捻転が併発していることも多いため、最近では胃捻転胃拡張症候群（Gastric dilation-volvulus syndrome:GDV）と呼ばれ、胃の拡張および変位に起因する疾患を総称している。捻転を伴う胃拡張は、中〜老齢で胸が深い大型犬あるいは超大型犬（グレート・デン、アイリッシュ・セッター、ジャーマン・シェパードなど）で好発するが、小型犬や猫での報告もある。

捻転が起こると胃内からのガスや液状物の流出が困難となる。そして過度な胃拡張によって後大静脈や門脈が圧迫され、心臓への静脈環流量が減少し、心拍出量低下や血圧低下を招いてショックを起こす。また捻転によって血流が障害され、胃は虚血および壊死する。捻転による大弯変位に伴ってしばしば脾臓が右側へ牽引される。牽引された脾臓は血流障害が起こり、腫大そして捻転する。

画像所見

- 単純X線上においてガスが充満した巨大な胃として認められる。
- 腸は尾側に変位する。
- 側方向像において拡張した胃を横断する軟部組織様のX線不透過性の胃壁の皺が認められる。この部が捻転部位である。捻転部位によって分断された二つの胃内の空気はボクシンググローブサインと呼ばれる。
- 捻転であれば右側方向像において幽門部が左頭背側に変位する。単純拡張との鑑別点である。
- 十二指腸と小腸に多量のガスが含有する。
- 脾臓は腫大し、しばしば右側に変位する。
- 静脈環流が障害されるため、肝臓と後大静脈が通常よりも小さく見える。

鑑別診断

- 開口呼吸時など大量の空気の嚥下

胃捻転・胃拡張の好発犬種は下記の通りである。
秋田犬、ジャーマン・シェパード・ドッグ、セント・バーナード、ドーベルマン、ブラッドハウンド、ボルゾイ、ワイマラナー

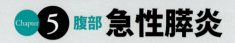

Chapter 5 腹部 急性膵炎

病態

膵臓には自己消化が起こらないようにそれらを防護する重要な機構が備わっている。しかし、何らかの原因により防御機構が破綻することによって、膵臓の自己消化が引き起こされて炎症が起きる。膵炎の発症にはいくつかの危険因子が関与している。ミニチュア・シュナウザー、ヨークシャー・テリア、アメリカン・コッカー・スパニエル、キャバリア・キング・チャールズ・スパニエル、コリーなどは膵炎を起こす好発犬種である。また過食、肥満、高脂肪食、高脂血症、高トリグリセリド血症などは膵炎のリスク因子と考えられている。さらに、副腎皮質機能亢進症、甲状腺機能低下症、糖尿病などの基礎疾患のある犬で発症リスクが高い。

画像所見

・腹膜炎を起こしていると膵臓が位置する腹部右頭側領域のX線透過性が低下する。
・膵臓が腫脹すると背腹方向あるいは腹背方向像において十二指腸が頭側および右側方向へ変位する。
また幽門も左側に変位すると十二指腸が「C」型の外観を呈することがある。
・十二指腸の蠕動は低下し、造影剤であるバリウムの通過時間が遅延する。
・十二指腸壁は肥厚し、内腔に停滞したガス像を認める。
・脂肪浸潤によって肝腫大を併発していることが多い。

X線検査では膵臓そのものを読影するのではなく、急性膵炎によって腫脹した膵臓によって変位する消化管の確認や膵臓周囲の脂肪の炎症所見などによって診断する。そのため、しばしば膵炎の診断が困難である。近年では直接膵臓を評価する超音波検査やX線CT検査が有用な診断法となっている。

鑑別診断

・膵臓腫瘍
・膵偽嚢胞
・膵臓の結節性過形成

Acute pancreatitis

●症例1　成熟犬

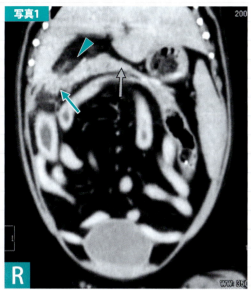

写真1　CT水平断面
CT水平断面において膵臓右葉が腫大し、辺縁が不整となっている(←)。さらに周囲の腹腔内脂肪においてもやや高いCT値※を示している(▲)。膵臓左葉は画像上正常である(⇐)。

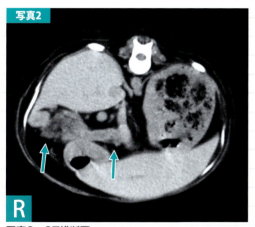

写真2　CT横断面
横断面では膵臓右葉は腫大し、内部は不均一で正常部位ともくらべてやや低CT値を示している。左葉は画像上ほぼ正常である。

※CT値
空気のX線吸収値を−1000、水のX線吸収値を0とした時の相対的なX線吸収値。
水よりもX線吸収値が高いものはプラス(+)表示、逆に低いものはマイナス(−)で表される。

Chapter 5 腹部 急性膵炎

●症例2　成熟犬

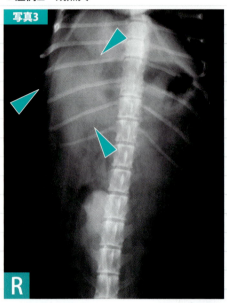

写真3　単純X線背腹像
単純X線像において▲で囲まれた部位のX線透過性が他の腹腔部と比較して低下していて腹腔内脂肪と腹部臓器とのコントラストが低下している。
写真4の正常と比較。

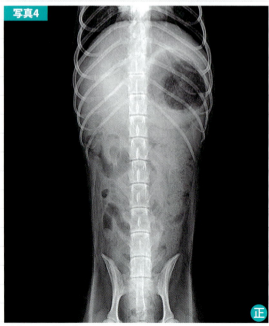

写真4　正常画像

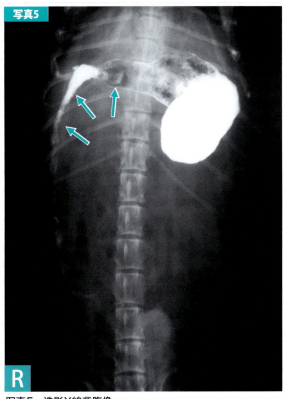

写真5　造影X線背腹像
写真3と同一症例。
造影X線像において消化管に投与した造影剤から胃の幽門洞部から十二指腸にかけて通常の位置よりも頭側および右側に変位している（←）。
解剖学的部位から膵臓を含む腹腔内脂肪が炎症腫脹したために十二指腸が変位したと推察される。

膵炎の好発犬種は下記の通りである。
キャバリア・キング・チャールズ・スパニエル、コッカー・スパニエル、コリー、シュナウザー、ボクサー、ヨークシャー・テリア

Chapter 5 腹部 腰下リンパ節腫脹

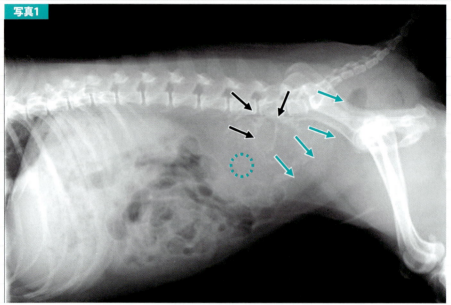

写真1　腹部X線側方向像
下行結腸が腹側に変位し（⬅）、内部に石灰化と思われるX線吸収値の高い構造物が散見される（⬅）軟部組織構造物を認める（◯）。

病態

腰下リンパ節の腫脹は周囲の炎症の波及、もしくは領域に発生した腫瘍の転移によって腫大するが、X線画像上で腫大が確認できる場合は腫瘍の転移によるものがほとんどである。腫瘍の原発巣を外科切除した後にリンパ節のみ腫大する場合もある。

画像所見

- X線側方向像で結腸を腹側に変位させ、腫大の程度によっては結腸を閉塞させる透過性の低下した軟部組織像が認められる。
- X線背腹（腹背）像ではリンパ節腫大の程度によるが結腸を腹壁側に変位させる軟部組織像が認められることがある。

Sublumber Lymphadenopathy

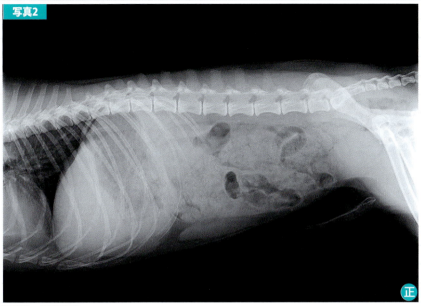

写真2　正常画像

鑑別診断

・腹腔内臓器原発腫瘍（肝臓、脾臓、膵臓、腎臓、副腎、腸管、卵巣、潜在精巣）
X線画像上における臓器の位置確認と周囲臓器の変位状況から、ある程度は原発臓器が推測できるが、由来がわからない場合はCT撮影が推奨される。

Chapter 5 腹部 結石

●尿道結石（Urethra Calculi）

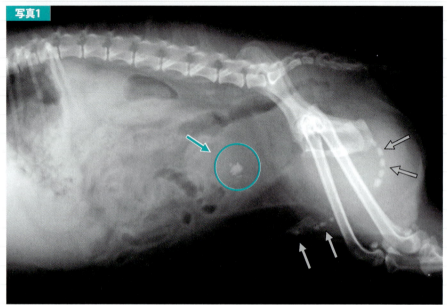

写真1　尿道結石
⬅は膀胱結石を、⇐は尿道結石を示している。

病態

雄犬の尿道に関する異常の中では尿道結石が最も多く、中でもリン酸塩を含有したX線不透過性の結石が多い。尿道結石の存在で頻回尿や尿道粘膜が傷害されることによる血尿が見られる。さらに感染が引き起こされると膿尿が認められ、膀胱に上行して膀胱炎を引き起こす。結石が停留しやすい部位は、陰茎骨の近位端付近と坐骨弓領域である。

画像所見

・多くはX線不透過性なので単純X線検査で容易に確認できる。
・X線透過性の結石については単純X線検査で確認できないため、陽性造影によって充填欠損像として認められる。

鑑別診断

・X線透過性の結石を確認する際に行う陽性造影検査時において造影剤に混入した気泡の陰影と結石像を誤読する可能性がある。

Calculi

- ●腎結石（Rennal Calculi）
- ●尿管結石（Ureteral Calculi）
- ●膀胱結石（Bladder Calculi）

病態

- **腎結石**／腎中央部に位置することが多い。三リン酸塩（リン酸アンモニウム、リン酸マグネシウム、リン酸カルシウム）結石および蓚酸塩結石が最も多い結石のタイプである。これらはX線不透過性陰影なので単純X線検査で判読できる。一方、尿酸塩結石やシスチン結石の中にはX線透過性陰影を示すことがあり、その場合は陽性造影検査が必要となる。
- **尿管結石**／尿管結石はまれであるが、腎臓から膀胱へ小さな結石が移動する際に尿管閉塞を起こし、ときには痛みを伴う。
- **膀胱結石**／膀胱結石は猫よりも犬に多く発生し、リン酸塩結石の発生率が最も高く、その他には尿酸塩、シスチン、シュウ酸塩、混合結石などの結石も認められる。これらのうち、シスチン、尿酸塩はX線透過性であるため、単純X線検査では判読できない。尿酸塩は門脈シャント疾患でしばしば認められる。

画像所見

- リン酸塩やシュウ酸塩などは単純X線像においてX線不透過性陰影として描出される。
- シスチンや尿酸塩などはX線透過性なので単純X線検査では判読できず、陽性造影検査が必要となる。

鑑別診断

- **腎結石**／腸管内容物と誤認することがある。

その他、腎実質内の石灰化とも誤読することがある（**写真2**）。

- **尿管結石**／腸管内容物と誤認することがある。

Chapter 5 腹部 結石

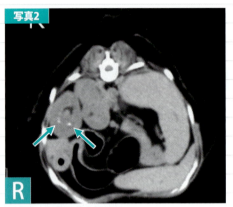

写真2　右腎実質内石灰化

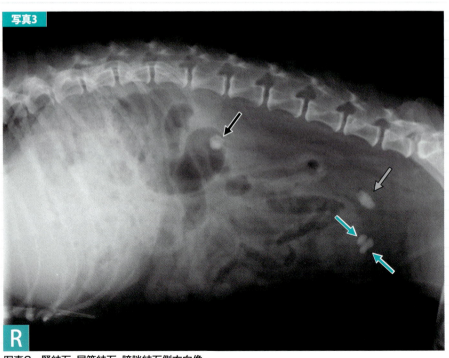

写真3　腎結石、尿管結石、膀胱結石側方向像
画像内の⬅は腎結石を、⬅は尿管結石を、⬅は膀胱結石をそれぞれ示している。

Calculi

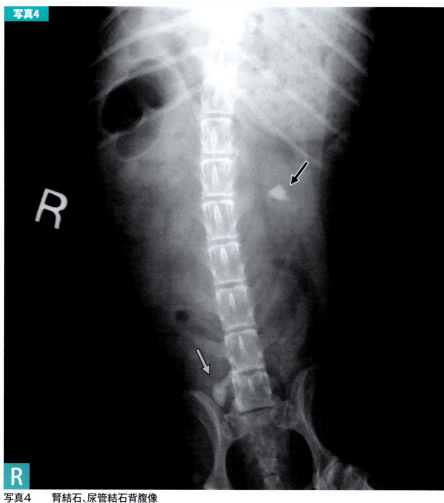

写真4　腎結石、尿管結石背腹像
⬅は腎結石を、⇐は尿管結石を示している。

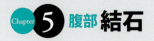
Chapter 5 腹部 結石

●腹腔結石（Intraperitoneal Calculi）

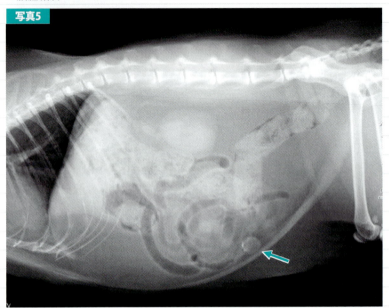

写真5　腹部単純X線側方向像

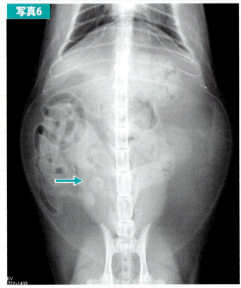

写真6　写真1と同一症例、背腹像

Calculi

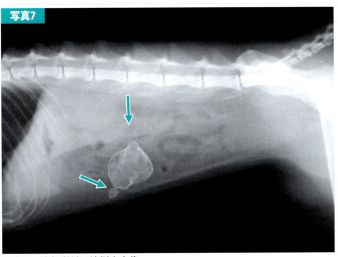

写真7　腹部単純X線側方向像
写真5および**写真6**では矢印で示すように腹腔内に小さな1つの石灰化結節像が見られる。
写真7では大小二つ(⬅)が見られる。

病態

高齢の猫に時折見られるが、発生原因は不明である。しばしば偶発的に見つかる。慢性膵炎などによる石灰沈着が腸間膜や脂肪組織、時にはその脂肪組織の変化したゼラチン様の物体に起こっただけと考えられており、臨床的な意義はない。

画像所見

・腹腔内に石灰化の結節像として見られる。
・遊離するときもある。

鑑別診断

・消化管内石灰化物

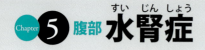

Chapter 5 腹部 水腎症

病態

何らかの原因で腎臓からの尿排泄が妨げられ、腎盂に尿が貯留し、腎内圧が上昇した結果、腎盂が拡張した状態を水腎症と呼ぶ。

原因として、

①結石、狭窄（医原性）、腫瘍などによる尿管や腎臓の閉塞。
②逆行性腎盂腎炎や異所性尿管などによる慢性炎症または感染によって二次的に発症。
③排尿筋の機能障害

などが挙げられる。両側性の尿管閉塞や尿道閉塞が起こると顕著な水腎症となる前に死亡することが多い。

画像所見

- 単純X線写真において重度になるにつれて腎臓は円形で大きくなり、腎門部のくぼみが消失する。
- 単純X線検査で尿管にX線不透過性の結石像を認めることがある。
- 造影X線検査において腎盂の拡大、ゆがみは軽度から重度まで様々である。
- 超音波検査において液体が貯留した腎盂を観察することができる。
- 狭窄部あるいは閉塞部が尿管の場合、その部位よりも頭側部（腎臓側）の尿管は顕著に拡大し、超音波検査によって内部に貯留した尿が見られることがある。

鑑別診断

- 腎周囲偽嚢胞（→P.272）
- 腎臓腫瘍（→P.274）
- 嚢胞腎

Hydronephrosis

● 症例　成熟犬

写真1

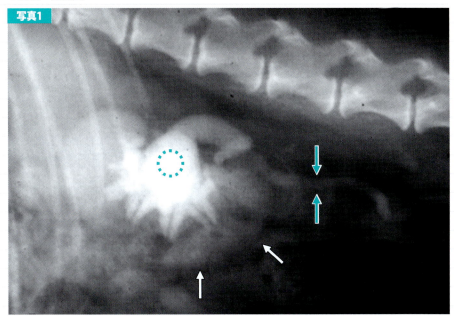

写真1　静脈性尿路造影X線側方向像
左腎（⇦）内に腎盂の拡張所見を認める（○）。
また同側尿管の拡張も認める（←）。

Chapter 5 腹部 水腎症

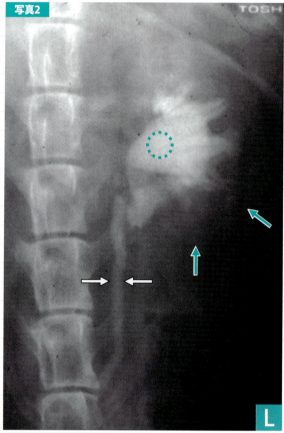

写真2　静脈性尿路造影X線背腹像
左腎(⬅)内に腎盂の拡張所見を認める(○印)。
また同側尿管の拡張も認める(⇐)。
正常な腎臓のサイズは、頭尾長が第二腰椎の長径の2.5～3.5倍である。
また尿管については、その径が2～3mm以内か、最後肋骨の幅を超えないのが正常である。

Hydronephrosis

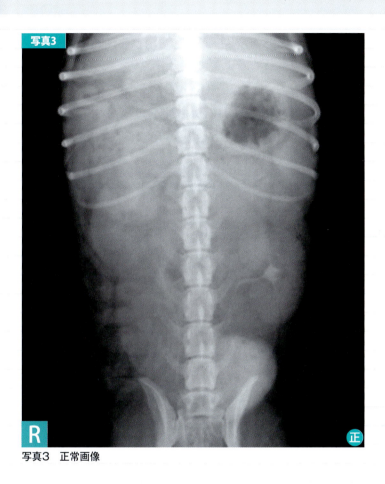

写真3　正常画像

Chapter 5 腹部 子宮蓄膿症（犬）

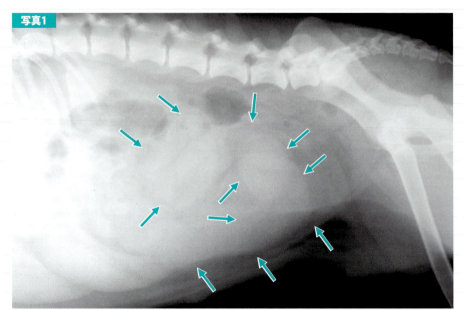

写真1　子宮蓄膿症側方向像
成熟犬。
腹部X線側方向像において ⬅ で示す拡大した子宮と思われる軟部組織構造物を認める。

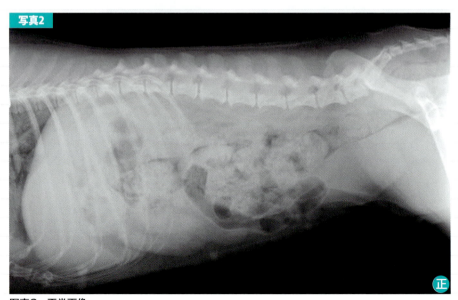

写真2　正常画像

Pyometra(dog)

病態

子宮腔に膿液が貯留し、子宮腺の嚢胞上増殖を伴う疾患で犬では6歳齢以上で発情後2ヶ月近くの黄体後期に発症する傾向がある。
本疾患発症要因としては、エストロジェンやプロジェステロンなどの内分泌因子が主として関与し、感染が二次的に影響を及ぼしているものと推察されている。

画像所見

・通常、単純X線写真において子宮は確認することはできない（妊娠中や発情中、発情終了直後などでは観察されることもある）。
・普段確認できない子宮の拡大所見が見られる。
背腹像では左右の腹壁付近、側方向像では直腸と膀胱の間で確認することができる。
・拡大した子宮によってコイル状のマス陰影として確認することができる。
そのマスのデンシティーは通常、均一である。

鑑別診断

・子宮水腫
・子宮粘液腫
・妊娠
・腫瘍
鑑別には超音波検査が有用である。

Chapter 5 腹部 胆石症

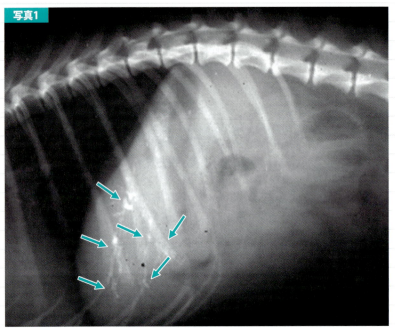

写真1 成熟した犬の腹部単純X線側方向像
肝臓内に樹枝状にX線吸収性の高い構造物が見られ、肝内胆管胆石と思われる。近くに認められる黒い部分はアーティファクトである。

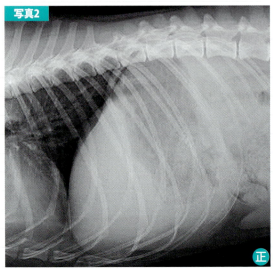

写真2 正常画像

Cholelithiasis

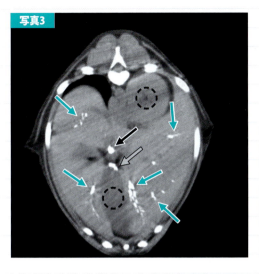

写真3 成熟した犬の腹部CT横断画像
肝臓実質内にCT値の高い樹枝状あるいは結節状の石灰化構造物を認める（⬅）。
また、胆嚢内（⚪）にも胆石と思われる構造物（⬅）さらに総胆管と思われる部位にも胆石（⬅）を認める。
胆嚢内の胆石や総胆管胆石から肝臓実質内の石灰化構造物は肝内胆管結石と診断した。

病態

X線検査や超音波検査で胆石が偶発的に見つかることが一般的であり、臨床徴候を示すことは比較的少ない。胆石症の臨床徴候は、嘔吐、発熱、腹部痛などの非特異的である。ただし、胆石が総胆管を閉塞すると黄疸が認められ、顕著な臨床徴候を示す。胆石の形状は大きな結石から小石状、砂状あるいは軟泥のものまで様々である。性状からコレステロール系胆石と胆汁色素系胆石とその他の結石に分類される。このうち、胆汁色素系胆石は、胆汁うっ帯と胆道感染が関与していることが多い。胆汁うっ帯を引き起こす疾患として高コレステロール血症、高中性脂肪血症、副腎皮質機能亢進症、甲状腺機能低下症などがある。さらに胆嚢の運動性の低下も大きく胆汁うっ帯に大きく関与している。

画像所見

・胆石はX線透過性やX線不透過性を呈しているので超音波検査の方が診断しやすい。
・X線不透過性の胆石は大小不同性であり、1個あるいは複数個存在する。
・胆嚢内や肝内胆管内に見られることがある。
・肝内胆石ではしばしば樹枝状に見られることがある。

鑑別診断

・胆泥症

Chapter 5 腹部 腎嚢胞（じんのうほう）

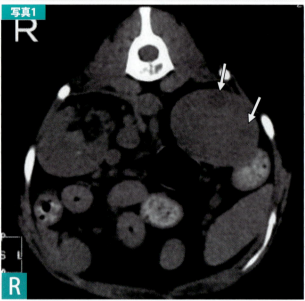

写真1　腎嚢胞造影剤投与前（CT横断面）

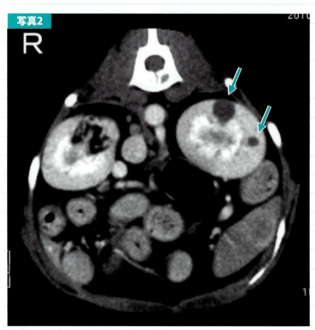

写真2　腎嚢胞造影剤投与後（CT横断面）

Renal cysts

病態

囊胞は孤立性か多発性に発生し、先天性、尿細管の炎症や閉塞などによって後天性に発生する。一般的に孤立性の場合は、臨床的な意義は低いが、多発性の場合は腎機能の低下を招くことがある。

多発性腎囊胞はペルシャやペルシャ雑などの長毛種猫における遺伝性疾患として知られている。犬ではケアン・テリアやブル・テリアに好発する。

画像所見

・通常、単純X線検査では確認できず、造影検査で造影されない囊胞領域を確認できることがある。

・CTでは単純においても正常実質よりもやや低いCT域（◁═）として確認することができるが、造影検査ではより顕著に確認することができる（◀━）。

・囊胞による圧迫がある場合には集合管の歪みが確認できることがある。

鑑別診断

・腫瘍

囊胞内は液体なのでCT値は0〜20程度であり、腫瘍組織のCT値と異なる。

造影剤の使用によってさらに顕著に鑑別できる。

好発犬種	好発猫種
ケアーン・テリア ブル・テリア	エキゾチック・ショートヘアー ペルシャ

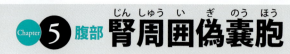

Chapter 5 腹部 腎周囲偽嚢胞

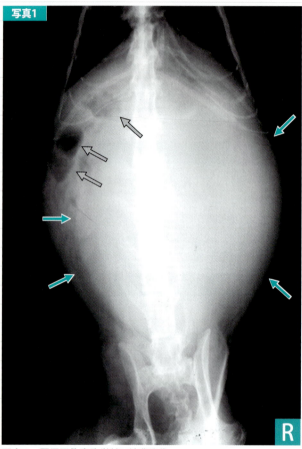

写真1　腎周囲偽嚢胞単純X線背腹像
成熟猫。
右側から一部左側にかけて⬅で囲まれた均一で巨大
な軟部組織像が見られる。⬅は巨大な軟部組織像に
よって左側に変位した消化管。

Perirenal Pseudocysts

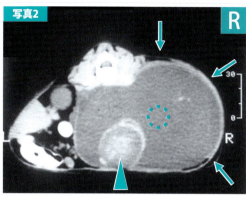

写真2　腎周囲偽嚢胞X線CT横断面
写真1と同一症例。
被膜（←）で包まれた右腎臓（▲）と均一な液体貯留と
思われる構造物（⚪）を認める。

病態

猫において稀に見られる疾患で腎実質と腎皮膜間に液体が貯留する嚢胞構造をつくる。通常片側性だが、両側性に発生することもある。腎臓あるいは尿管の外傷、尿管結石などの上部尿路閉塞、腎間質の線維化によるリンパ循環障害や腎皮膜におけるリンパ液循環障害などが病因として考えられているが、発生機序は今のところ不明である。
偽嚢胞内には漏出液、血液あるいは尿が貯留している。慢性腎不全を併発していることが多い。

画像所見

・単純X線検査において拡大した腎陰影が両側あるいは片側に認められる。
・排泄性尿路造影によって腎臓周囲の液体の存在が示唆できる。
・超音波検査でも腎実質と腎皮膜間に無エコーの液体が描出される。

鑑別診断

・水腎症（→P.262）
・腎臓腫瘍（→P.274）
・嚢胞腎
・代償性腎肥大
・腎周囲膿瘍

鑑別には超音波検査が有用である。

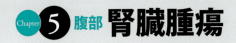

Chapter 5 腹部 腎臓腫瘍

病態

腎臓には原発性や転移性の腫瘍が発生することがある。犬では尿管上皮から発生する癌腫が多く、猫ではリンパ腫が多い。猫の腎リンパ腫はしばしば両側性に発生する。

画像所見

腫瘍に罹患すると
- 辺縁がスムーズで両側性に腫大（**写真1**）
- 形態がいびつで両側性あるいは片側性に腫大（**写真2**、**写真3**）
- 辺縁がスムーズで片側性に腫大

などの所見を示す。
CT（**写真4～写真7**）では、
- 腫瘍部は正常実質部よりも低吸収域あるいは混合吸収域
- 正常構造の変形や変位
- 造影剤投与により周辺組織の正常部位よりも低吸収域
- 低濃染

鑑別診断

● **形態がいびつで両側性あるいは片側性腫大**
- 被膜下血腫

● **辺縁がスムーズで両側性腫大**
- 腎周囲偽嚢胞（→P.272）
- 急性腎炎
- リンパ腫
- 伝染性腹膜炎（猫）

● **辺縁がスムーズで片側性腫大**
- 水腎症（ときに両側性）（→P.262）
- 腎嚢胞（多嚢性の場合は両側性が多い）（→P.270）
- 代償性
- 転移性腫瘍

Renal neoplasma

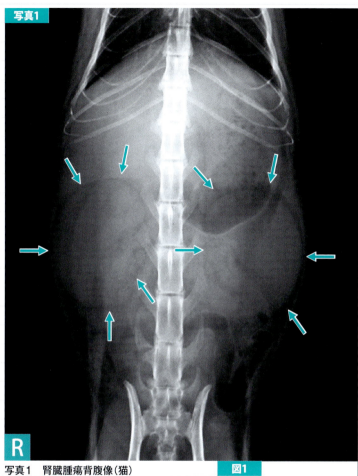

写真1 腎臓腫瘍背腹像（猫）
左右ともに辺縁がスムーズで腫大している（⬅）。診断は左右腎臓のリンパ腫。

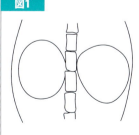

図1

Chapter 5 腹部 腎臓腫瘍

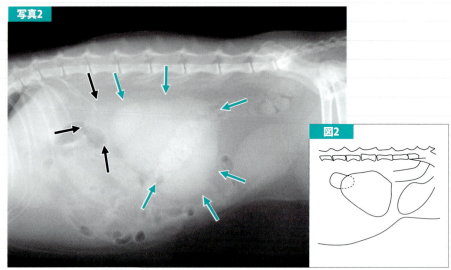

写真2　腎臓腫瘍側方向像（猫）

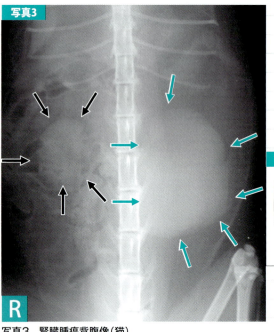

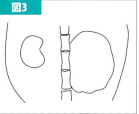

←で囲まれた部位は正常な右腎を、←で囲まれた部位はいびつに腫大した左腎を示している。

写真3　腎臓腫瘍背腹像（猫）
写真2と同一症例。

Renal neoplasma

写真4、写真5、および写真6は同一症例で左右腎臓にリンパ腫を呈する猫。

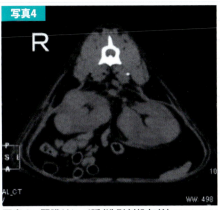

写真4　腎臓リンパ腫（造影剤投与前）
造影剤投与前のCT横断面

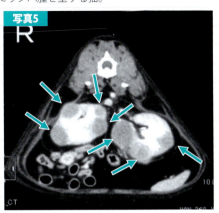

写真5　腎臓リンパ腫（造影剤投与直後）
⬅で示す部位が腫瘍病変。左右ともに腎臓は腫大し、また形態がいびつとなっている。

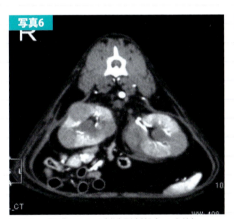

写真6　腎臓リンパ腫（造影剤投与1分後）

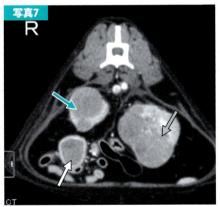

写真7　腎臓リンパ腫（造影剤投与後）
写真4～写真6とは別の腎臓リンパ腫の猫で造影剤投与後の横断面である。⬅が左腎、⬅が右腎。ともに腫大し、形態がいびつである。高CT値を示していない領域が腫瘍部である。⬅は消化管であり、この部位にもリンパ腫が確認された。

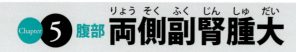

病態

副腎腫大が両側性に確認できる場合は下垂体性副腎皮質機能亢進症であることがほとんどであるが、稀に両側性副腎腫瘍のこともある。
下垂体性クッシング症候群による両側副腎腫大がX線画像で確認できることは稀であり、腹部超音波検査もしくはCT画像の方がより鋭敏に検出できる。なお、猫における副腎腫大は両側・片側ともに稀である。

画像所見

副腎は腎臓の頭側に存在するが、下垂体性副腎皮質機能亢進症によって腎臓を変位させるほど腫大することはほとんどない。
副腎腫瘍による腫大ではX線画像上において腎臓頭側に軟部組織が認められ、石灰化を伴うことがあるが両側性は稀である。

鑑別診断

・腎臓腫大
2方向から撮影したX線画像において腎臓の存在を確認する。右腎は解剖学的理由から、また削痩した動物においてX線画像上で腎臓の確認が難しい場合があり、その際は腹部超音波検査もしくはCT検査が推奨される。

・腎門リンパ節腫大
正常では、腎門リンパ節は副腎の尾側に存在するが、腫大すると位置が変位することがある。リンパ節腫大も両側性のことが多く、また腹腔内のその他リンパ節腫大を伴うことが多いため、確認には腹部超音波検査やCT検査が推奨される。

Bilateral Adrenal Grand Enlargement

● 症例1　成熟犬（写真1・2）

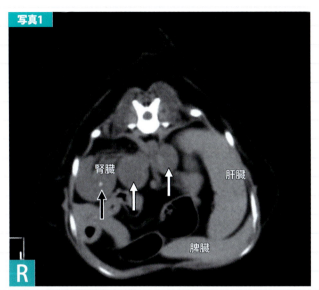

写真1　両側副腎腫瘍造影前
左右の副腎がともに顕著に腫大している（⇐）。
右腎臓に見られるCT値の高い結節像（←）は、石灰化と思われる。

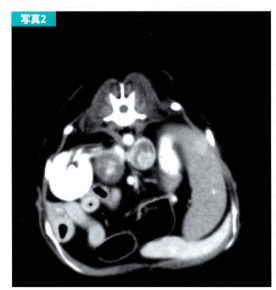

写真2　両側副腎腫瘍造影後
写真1と同一病例。
非選択的血管造影剤の投与によって腫大した副腎は不均一な増強像を示している。
造影剤の分布が不均一なことから腫瘍性疾患が疑われる画像である。

Chapter 5 腹部 両側副腎腫大

●症例2　成熟した中型犬（写真3〜5）
下垂体性両側副腎腫大に罹患している。

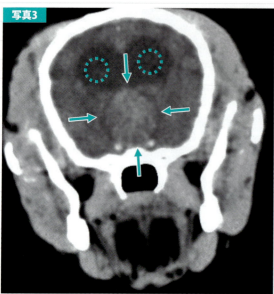

写真3　頭部CT横断像

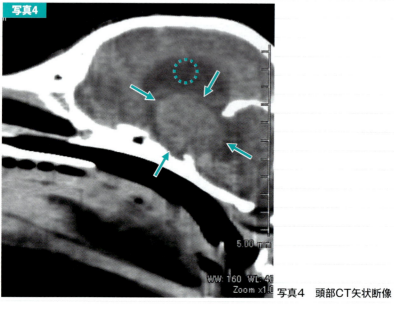

写真4　頭部CT矢状断像

Bilateral Adrenal Grand Enlargement

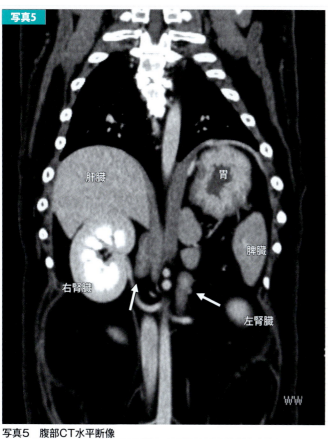

写真5　腹部CT水平断像

頭部の下垂体部に巨大な腫瘤病変を認める(**写真3**、**写真4**とも⬅で囲まれた部位)。腹部においては左右副腎の短径はそれぞれ右が16.9mm、左が11.7mmと両副腎とも腫大している(⇦)。

※正常な副腎の短径サイズは、5〜8mmである。

Chapter 5 腹部 副腎腫瘍

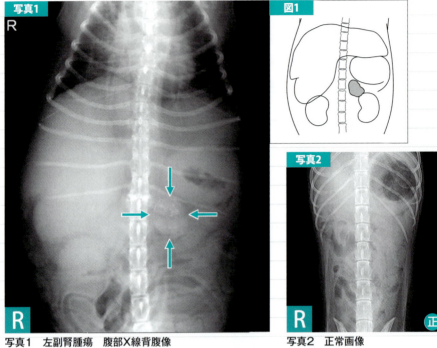

写真1　左副腎腫瘍　腹部X線背腹像
写真2　正常画像

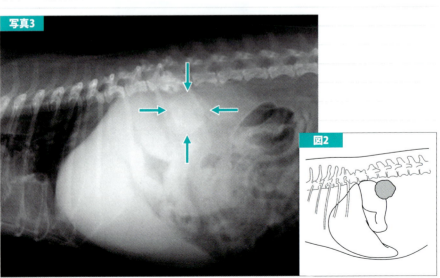

写真3　副腎腫瘍　腹部X線側方向像
写真1と同一症例。

Adrenal grand tumor

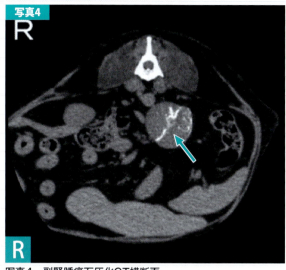

写真4　副腎腫瘍石灰化CT横断面

病態

副腎腺腫もしくは腺癌によるコルチゾールの過剰分泌を原因とする疾患で副腎皮質機能亢進症として様々な臨床徴候を示す。しかし、その発生率は副腎皮質機能亢進症全体の10～20％であり、大部分は下垂体における副腎皮質機能亢進症の過剰産生による下垂体性副腎皮質機能亢進症を原因とする。
副腎腫瘍については良性および悪性の発生率は同程度である。主な臨床徴候は、多飲多尿、多食、腹部膨満、皮膚病変（皮膚の菲薄化、両側対称性脱毛、色素沈着、切開沈着など）、呼吸速迫、筋力低下などである。
その他、コルチゾールの過剰により、糖尿病や甲状腺機能低下症を併発していたり、免疫低下により易感染状態となることもある。
ダックスフンドやプードルに好発するとされる。

画像所見

- 通常において副腎はX線検査では描出されない。
- 犬において副腎の石灰化所見は良性または悪性腫瘍が疑われる（**写真1, 3～5の**←）
- 近年は超音波検査で診断することが多い。

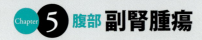

Chapter 5 腹部 副腎腫瘍

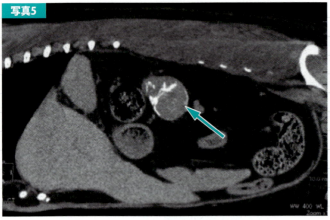

写真5　副腎腫瘍石灰化矢状断面
写真4と同一症例。

画像所見

- 両副腎において左右差が見られる場合は腫瘍の可能性が高い。
- 片側の副腎が腫瘍性変化を呈している場合、対側の副腎は萎縮していることが多い。
- 非選択的血管造影剤によって内部構造は過形成では均一、腫瘍では不均一構造を示すことが多い（**写真6**：造影剤投与前、**写真7**：造影剤投与後）。

鑑別診断

- 下垂体性副腎皮質機能亢進症

Adrenal grand tumor

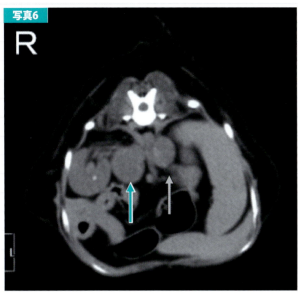

写真6　両側副腎腫瘍造影前（CT）

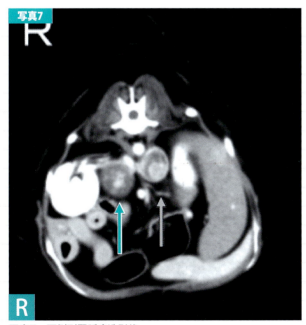

写真7　両側副腎腫瘍造影後

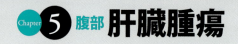

Chapter 5 腹部 肝臓腫瘍

病態

肝臓にはさまざまな原発性の良性および悪性腫瘍が発生し、塊状型、結節型、浸潤型に認められる。また転移性腫瘍も認められる。

画像所見

X線画像において塊状型の場合は一葉のみ腫大するが、結節型、浸潤型の場合は肝臓全体が腫大する。
側方向像において肝臓辺縁の鈍化、胃軸の前傾、最後肋骨縁から伸展した肝臓腫大が認められる。

鑑別診断

・肝腫
X線画像のみでは良性・悪性腫瘍や原発・転移性腫瘍の鑑別やクッシング病に伴う肝腫大は鑑別できない。

・脾臓腫瘤
X線画像上で明らかに肝臓に連続性が確認できない場合や、腹腔内で著しく腫大した場合は鑑別ができないことがあり、由来臓器の鑑別には腹部超音波検査やCT検査が推奨される。

Liver Tumor

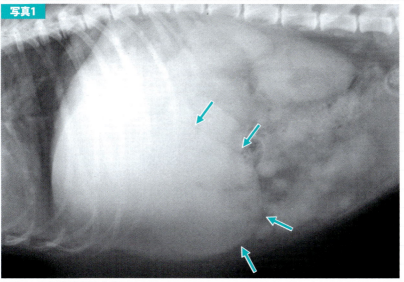

写真1 肝臓腫瘍側方向像
成熟した犬。
⬅で囲まれた部位の肝臓が顕著に腫大している。

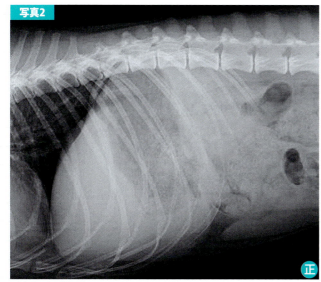

写真2 正常画像

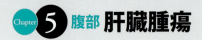

Chapter 5 腹部 肝臓腫瘍

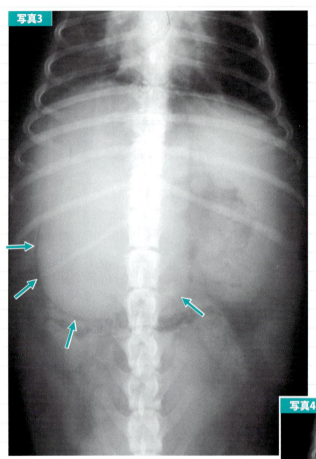

写真3　肝臓腫瘍背腹像
写真1と同一症例画像。
側方向像と同様に ← で囲まれた部位の肝臓が顕著に腫大している。

写真4　正常画像

Liver Tumor

● 症例　11歳／ラブラドール・レトリーバー
健康チェックで来院したところ、血液検査で肝臓の数値が高値を示した。

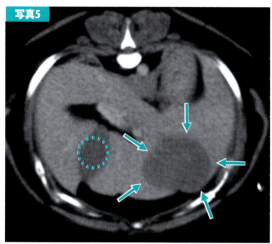

写真5　肝臓腫瘍CT横断面

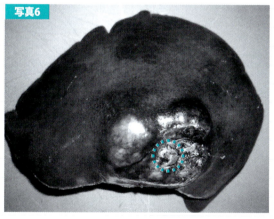

写真6　肝臓腫瘍

腹部CT横断面において肝臓内に正常な肝臓実質部よりも低いCT値を示す領域を認める（⬅）（**写真5**）。
🔵は胆嚢である。
探査的開腹手術の結果、**写真6**の🔵が示すような肉眼所見であった。
組織診断の結果、肝細胞癌であった。

Chapter 5 腹部 脾臓腫瘍

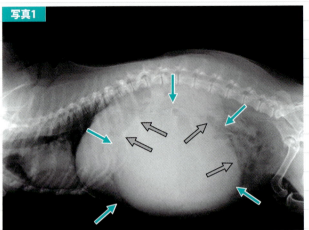

写真1 脾臓腫瘍側方向像

腹部に巨大な軟部組織様腫瘤病変が見られる（⇐で囲まれた部位）。
その腫瘤病変によって右腎や消化管が変位している（⇐）。単純X線検査では、この腫瘤病変の由来器官を判別することはできない。
しかしながら、ここまで腫大し、腹部膨満となって飼い主が初めて気づいたのであれば、消化管や膀胱など生命に重要な器官よりも脾臓などの可能性が高い。

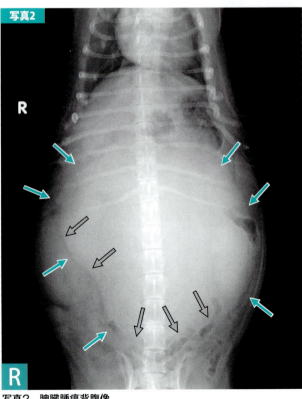

写真2 脾臓腫瘍背腹像

Spleen Tumor

病態

犬猫の脾臓にはさまざまな原発性の良性および悪性腫瘍や転移性腫瘍が発生し、孤立性、びまん性に認められる。

画像所見

・X線画像において孤立性の場合は部分的に腫大するが、びまん性の場合は脾臓全体が腫大する。
・脾臓の腫大に伴って周囲の臓器はしばしば変位する。

鑑別診断

・脾腫や結節性過形成

X線画像のみで良性・悪性腫瘍、原発・転移性の鑑別や麻酔や梗塞などに伴う脾腫は鑑別できない。

・肝臓腫瘤

X線画像上で明らかに脾臓に連続性が確認できない場合や、腹腔内で著しく腫大した場合は鑑別ができないことがあり、由来臓器の鑑別には腹部超音波検査やCT検査が推奨される。

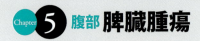

Chapter 5 腹部 脾臓腫瘍

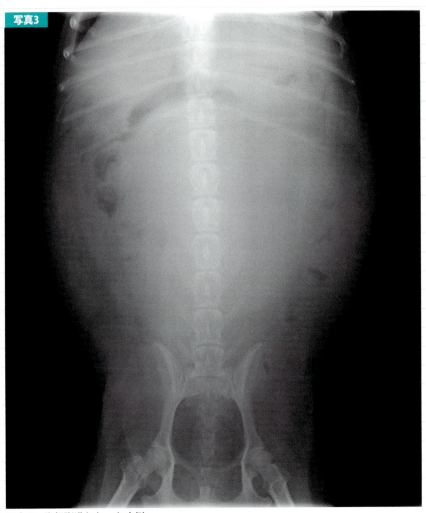

写真3　腹部膨満となった症例
著しく腫大していることから、消化管や膀胱といった生死に重要な器官ではなく、脾臓などが由来の可能性が高い。

Spleen Tumor

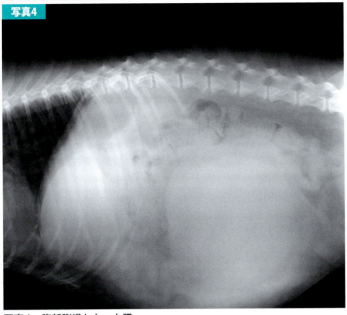

写真4　腹部膨満となった猫

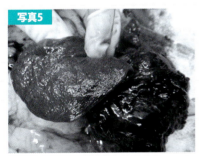

写真5　摘出した腫瘍

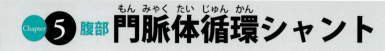

Chapter 5 腹部 門脈体循環シャント

病態

門脈系と全身大静脈系（主に後大静脈と奇静脈）が異常な短絡血管（シャント血管）で連絡する疾患である。大部分が先天性であり、肝内性と肝外性が存在する。
肝内性は大型犬に多く、肝外性は小型犬に多い。しかし、最近肝内性シャントを呈する小型犬も確認されるようになってきた。
肝外性シャントでは、右胃静脈、脾静脈などから後大静脈あるいは奇静脈にシャントすることが多い。
本来、肝臓に流入するべき門脈血が十分では無いので様々なレベルの肝機能障害に関連した臨床徴候（間欠的な嘔吐、食欲不振、肝性脳症など）が見られる。

画像所見

・単純X線所見では小肝症を認める。
・造影剤を用いることでX線検査において門脈からの様々なシャント血管およびそのシャント血管が流入する血管などを確認することができる。
しかし、全身麻酔下で開腹を行う必要があることから、現在は簡便かつ診断が容易な超音波検査やCT検査による診断が一般的である。

鑑別診断

単純X線検査で以下の症例との鑑別が必要となる。
・慢性肝炎
・慢性肝硬変
・特発性肝線維症
・肝微小血管異形成

Portosystemic shunt:PSS

● 症例1　若齢の小型犬

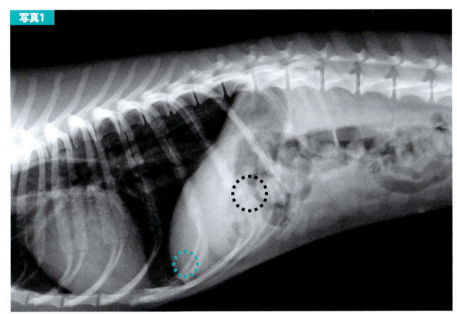

写真1　門脈体循環シャント　腹部単純X線側方向像
腹部単純X線写真では小肝症所見のみが見られる。○が小肝症の肝臓、○は胃を示している。
写真2の正常と比較。

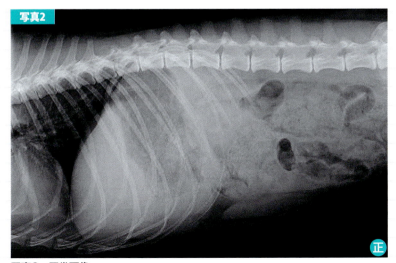

写真2　正常画像

Chapter 5 腹部 門脈体循環シャント

●症例2　若齢の小型犬
門脈―奇静脈シャント

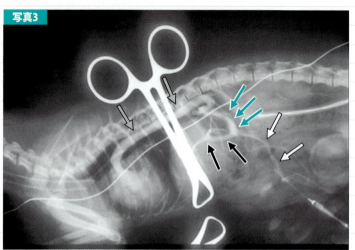

写真3　奇静脈シャント　造影X線側方向像
症例1とは異なる症例。
種々の検査から門脈シャントを疑い、探査的に開腹し、腸間膜静脈（⇐）から非選択的血管造影剤を投与したところ、肝臓に流入する門脈血管の途中で太いシャント血管（⬅）が奇静脈（⇐）に流入していることが判明した。
一方、肝臓に流入する門脈血管は非常に狭小化し（⬅）ている。

Portosystemic shunt:PSS

● 症例3　若齢の小型犬
門脈—後大静脈シャント

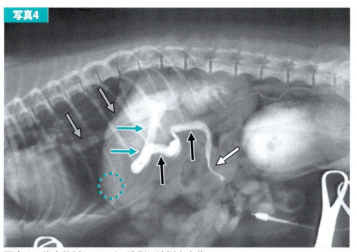

写真4　後大静脈シャント　造影X線側方向像
症例1、および**症例2**とは別の症例。
症例2と同様に腸間膜静脈（⇦）から非選択的血管造影剤を投与したところ、門脈血管（⬅）のほとんどがシャント血管（⬅）を経由して後大静脈（⇦）に流入していた。◌は小肝症の肝臓。

好発犬種(小・中型)	好発犬種(大型)	好発猫種
オーストラリアン・キャトル・ドッグ、ケアーン・テリア、シー・ズー、ジャック・ラッセル・テリア シュナウザー、シルキー・テリア スコティッシュ・ディアハウンド ダンディ・ディンモント・テリア パグ、ハバニーズ、ビション・フリーゼ ボーダー・コリー、マルチーズ ヨークシャー・テリア	アイリッシュ・ウルフハウンド オールド・イングリッシュ・シープドッグ ゴールデン・レトリーバー ラブラドール・レトリーバー	ヒマラヤン ペルシャ

Chapter 5 腹部 前立腺肥大

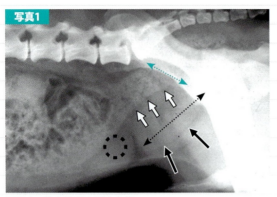

写真1　前立腺肥大側方向像
成熟した犬。
前立腺が腫大し、膀胱が頭側(⚬)に遠位下行結腸と直腸が背側に変位している(⇦)。

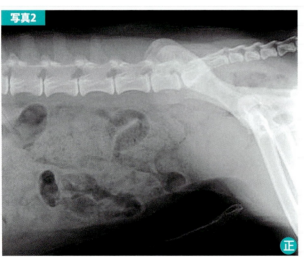

写真2　正常画像

Enlargement of the Prostate gland

病態

前立腺肥大は、過形成、嚢胞形成、炎症、膿瘍および腫瘍などによって見られるが、X線検査での鑑別は難しい。しかし、超音波検査やCT検査においても加齢性変化による単純肥大（過形成）か否かについては判別できるが、その他の疾患の鑑別については難しい。

画像所見

・X線側面像における前立腺の大きさは、前立腺頭尾長（◀┈┈┈▶）と骨盤前口長（仙椎頭腹側縁から恥骨頭側前縁までの距離）（◀┈┈┈▶）との比較で評価し、正常な前立腺サイズは前立腺頭尾長が、骨盤前口長の70%以下である。
・膀胱の頭側変位
・非対称性では、膀胱は側面像では背側または腹側に、腹背方向像では左右どちらにも変位する。
・遠位下行結腸と直腸の背側への変位
・大部分の肥大は輪郭が平滑であるが、粗造になっている場合には腫瘍など悪性病変である可能性が高い。
・前立腺内部の石灰化所見は、慢性炎症や腫瘍の可能性が高い。
・経験的には腫瘍を強く疑うべきである。

鑑別診断

・その他の骨盤部あるいは下腹部の腫瘤疾患
鑑別には超音波検査が有用である。

頭頸部

骨・関節

脊椎

胸部

腹部

299

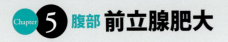

Chapter 5 腹部 前立腺肥大

● 症例　成熟犬（写真3・5）

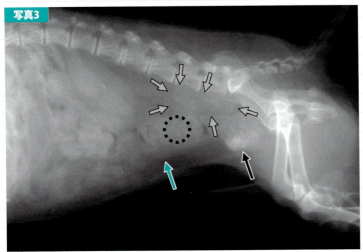

写真3　前立腺石灰化腹部X線側方向像
前立腺内に石灰化構造物（⬅）を認める。
また腰椎下に軟部組織様の腫大した構造物が見られ（⬅）、その構造物によって下行結腸が腹側に変位している（⋯）。⬅は膀胱。
検査の結果、前立腺癌であり、腰椎下の構造物は腫瘍が転移し、腫大したリンパ節であった。

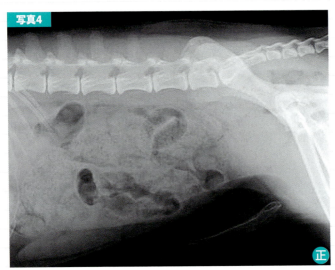

写真4　正常画像

Enlargement of the Prostate gland

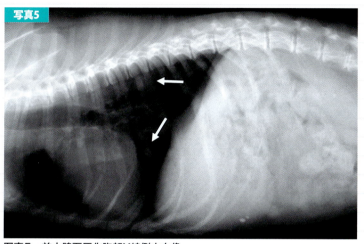

写真5 前立腺石灰化胸部X線側方向像
肺野に複数の軟部組織様の結節像を認める（⇐）。
前立腺癌の肺転移とみられる。

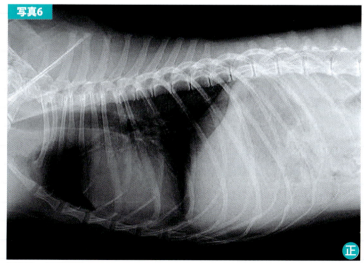

写真6 正常画像

Chapter 5 腹部 食道内異物

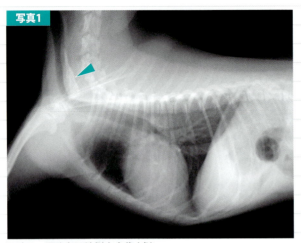

写真1　頸胸部X線側方向像(犬)
胸郭入り口に停滞した鳥の骨(▲)

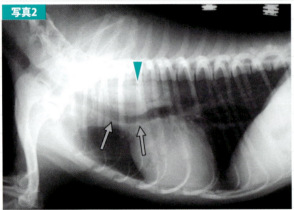

写真2　胸部X線側方向像(犬)
心基底部近くに停滞した食渣(▲)

病態

食道内には解剖学的に狭い部位が4ヶ所あり、食道内異物はこれらのような場所に多くが停滞する。胸郭の入り口（**写真1**）、心基底部（**写真2**）そして噴門部の下部食道括約筋部（**写真3**）の3ヶ所は嚥下時に異物として停滞する。一方、上部食道括約筋部（**写真4**）の異物は嘔吐時に停滞する。これらの異物によって食道内において通過障害を引き起こす。釣り針などでは食道粘膜を突き破り、穿孔を起こすこともある。

Esophageal foreign bod

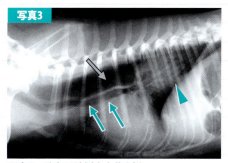

写真3　胸部X線側方向像（犬）
噴門部の下部食道括約筋部に停滞したボール（▲）

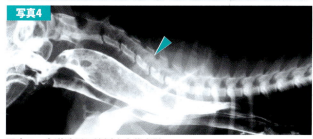

写真4　食道造影X線側方向像（猫）
嘔吐時に上部食道括約筋部に停滞した毛球（▲）

画像所見

- X線不透過性の異物は単純写真で容易に確認することができる。
- 異物が不完全閉塞を起こしている場合には、通常、その閉塞部分より頭側の食道内腔が拡張し、その中に空気や液体の滞留を認める。
- 造影剤を用いることでX線透過性の異物も容易に確認することができる。
- 異物が一定期間以上、食道内に停滞すると食道壁の肥厚が認められたり、閉塞部分が憩室となることもある。
- 異物よって食道穿孔が起こると縦隔気腫や縦隔炎を起こすことがある。

鑑別診断

- 裂孔ヘルニア（→P.232）
- 食道腫瘍
- 胃食道重責

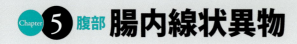
腸内線状異物

● 症例　成熟猫

長期間の嘔吐を主訴に受診。

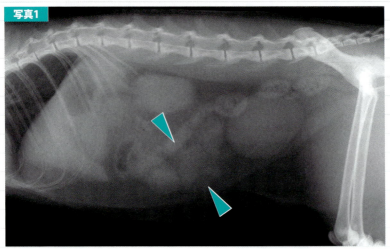

写真1　腹部単純X線側方向像

病態

犬および猫ではひも、糸、ナイロンストッキング、布など様々な線状異物が認められる。線状異物の多くは異物の一端が舌根部や幽門に絡まり、残りが腸内に入る。小腸は蠕動運動によって異物を遠位方向に送ろうとするので、腸管は異物の周りに集まり、ヒダ状になる。異物の種類によってはこの蠕動運動によって小腸が切られ、穿孔が生じて腹膜炎を起こすこともある。

画像所見

- 線状異物では腸閉塞のように腸管が顕著に拡張することは稀であるが、一定期間以上になると二次性の機械的イレウスとなることがある。
- 一端が絡まっているために、腸管の蠕動運動によってヒダ状の腸管となることが特徴的である。

鑑別診断

- 腸管癒着による蠕動運動不全によってもヒダ状の腸管像が描出されることがある。鑑別には超音波検査が有用である。

Intestinal linear foreign body

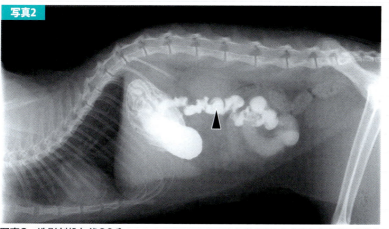

写真2　造影剤投与後30分

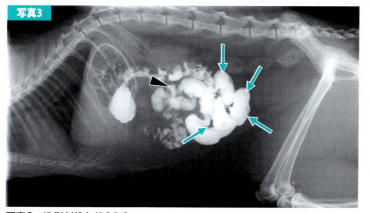

写真3　造影剤投与後90分

単純X線側方向像において▲で指し示す部位に腸管の塊状のような像を認める（**写真1**）。造影剤の投与30分後の画像（**写真2**）では、幽門からヒダ状所見と腸管の拡張所見を認める（▲）。
同90分後の画像（**写真3**）では、ヒダ状所見（▲）とともに腸管の拡張所見（←）がより明瞭となっている。

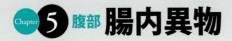

Chapter 5 腹部 腸内異物

●症例　成熟犬（写真1〜3）
数日間嘔吐が続くという主訴で来院。

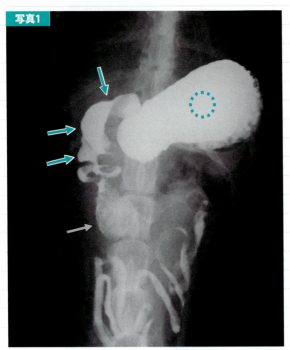

写真1　腸内異物（消化管造影X線背腹像）

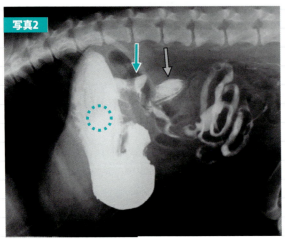

写真2　腸内異物（消化管造影X線側方向像）

Intestinal Foreign Bodies

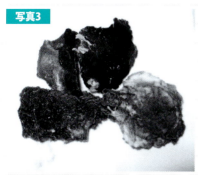

写真3　摘出した腸内異物

写真1、写真2は硫酸バリウムを経口的に投与した10分後の消化管造影X線画像である。
十二指腸の頭側部（◀━）と尾側部（⇐）が腫大している。十二指腸尾側部より尾方の消化管について、異常所見は見られない。○は胃。
腸内異物の疑いありとのことから探査的開腹手術を実施した結果、**写真3**に示す異物が認められた。

病態

犬や猫はしばしば異物を誤食する。それによって消化管の蠕動が低下あるいは不全となったり、不完全閉塞や完全閉塞を起こす。また、異物によっては消化管粘膜を障害することもある。嘔吐や食欲廃絶などの臨床徴候を示すため、早急に診断し、異物を取り除かなければならない。

画像所見

- X線不透過性の異物は容易に確認できる。
- X線透過性の異物（果物の種、プラスチック、スポンジ、雑巾など）によって不完全閉塞あるいは完全閉塞していると異物の存在部位よりも頭側の消化管において拡大が認められ、内腔にはガスや液体が貯留している。
- 完全閉塞では消化管の拡大とバリウムの完全な通過障害および貯留像を認める。
- 不完全閉塞では、その部位よりも頭側の消化管は正常よりも拡張所見を認めるが、バリウムは時間がかかるかもしれないものの結腸まで流れる像が見られる。

鑑別診断

- 腫瘍
- 腸重責

和 文 索 引

あ

アジソン疾患 ······························ 202
アスペルギルス ····························· 9
アスペルギルス性鼻炎 ·········· 8, 10
胃 ···················· 236, 237, 249, 281
胃拡張 ············ 240, 248, 249, 289
胃食道重責 ···················· 232, 303
犬糸状虫感染 ···························· 165
犬糸状虫症 ···················· 65, 194, 195
イヌジステンパーウイルス
 ································ 81, 165, 175
胃捻転 ···································· 248
犬白血球粘着不全症 ················· 81
胃捻転胃拡張症候群 ·············· 249
ウイルス性気管支炎 ·············· 187
ウォブラー症候群 ········· 134, 136
エアーブロンコグラム ··· 198, 199
栄養孔 ···································· 116
栄養性二次性上皮小体機能亢進症
 ···························· 27, 60, 62, 63
エストロジェン ······················ 267
エプスタイン奇形 ················· 195
炎症性関節疾患 ······················ 98
炎症性ポリープ ······················ 29
横隔膜ヘルニア ······················ 216
嘔吐 ······················ 269, 294, 307
横突起 ···································· 119
横紋筋 ···························· 238, 239
横紋筋肉腫 ······························ 65

か

開胸 ······································ 202
外後頭稜 ·································· 2

外耳炎 ······································ 28
外耳道 ········ 2, 5, 28, 29, 30, 31, 32
塊状椎骨 ·································· 128
外側顆 ······································ 57
外側鉤状突起 ···························· 54
外側上顆 ···························· 54, 57
外側腓腹筋種子骨 ···················· 57
外頭骨稜 ·································· 4
外方脱臼 ···························· 93, 94
下顎骨 ············ 2, 3, 26, 50, 51, 52
顆間窩 ······································ 57
過形成 ···················· 284, 291, 299
下行結腸 ···················· 152, 254, 300
過食 ······································ 250
下垂体腫瘍 ······························ 40
下垂体性副腎皮質機能亢進症
 ······················ 40, 278, 283, 284
滑車隆線 ·································· 58
滑膜骨軟骨腫症 ············· 98, 110
滑膜バイオプシー ················· 100
下部食道括約筋部 ········· 302, 303
鎌状間膜 ·································· 220
肝外性シャント ······················ 294
眼窩部腫瘍 ······························ 6
眼球腫瘍 ·································· 7
眼瞼下垂 ·································· 33
寛骨臼 ············ 56, 70, 71, 84, 107
環軸亜脱臼 ······························ 120
環軸不安定症 ························· 120
間質性肺炎 ······························ 198
間質パターン
 ··· 174, 175, 176, 182, 184, 185, 198
肝腫 ······································ 286
肝性脳症 ·································· 294

関節鼠 ···································· 69
関節部腫瘍 ······························ 97
関節部の腫瘍滑膜肉腫 ·········· 106
感染性関節炎 ········· 97, 101, 107
完全閉塞 ···························· 18, 307
肝臓腫瘍 ·································· 286
肝臓腫瘤 ·································· 291
環椎 ············ 4, 120, 121, 123
肝内性シャント ······················ 294
肝内胆石 ·································· 269
肝微小血管異形成 ················· 294
機械性イレウス ······················ 244
気管 ···························· 4, 156
気管虚脱
 ······ 158, 159, 160, 161, 162, 163
気管支拡張症 ························· 166
気管支収縮 ······························ 178
気管支腺癌 ······························ 188
気管支透亮像 ························· 198
気管支肺炎
 ··········· 167, 175, 176, 203, 204
気管支敗血症菌 ······················ 165
気管支肺胞腺癌 ······················ 188
気管支パターン
 ······ 165, 174, 175, 176, 182, 183
気管腫瘍 ·································· 192
気管低形成 ············ 158, 162, 163
気管内異物 ······························ 193
気管内ポリープ ······················ 193
気管分岐部 ······························ 163
気胸 ··· 170, 171, 202, 203, 204, 205
基節骨 ···································· 55
気道閉塞 ·································· 182
希突起膠細胞腫 ················· 36, 37

索引

機能性イレウス……………………244
機能性微小腺腫………………………40
逆Dサイン……………………………195
逆流性食道炎 ………………………232
吸引性肺炎 …………………………178
嗅球………………………………13, 39
急性腎炎………………………………274
急性膵炎 ………………………250, 252
吸入性肺炎 …………………………178
胸腔穿刺 ………………………202, 216
頬骨弓……………………………2, 3, 5
胸骨欠損………………………………220
胸水 ……………………………206, 216
鏡面像（ニボー像）………………244
胸腰椎移行部 ………………………132
棘状骨突起 …………………………132
棘突起………………119, 120, 121, 150
虚血性大腿骨頭壊死症 ………………84
距骨………………………59, 69, 87
巨大食道症
…………………223, 224, 232, 240, 244
筋突起 ……………………………2, 3, 5
筋力低下………………………………283
グリオーマ……………………………37
脛骨………58, 59, 81, 97, 114, 115
脛骨粗面 …………………………58, 59
憩室…………………………………39, 303
頸動脈小体腫瘍………………………48
頸椎すべり症 ………………………134
頸部痛…………………………………120
血管透過性亢進………………………178
結石………256, 258, 259, 260, 261
結節性過形成 ………………………291
血栓塞栓症 …………………………174
結腸像…………………………………244
限局性石灰化沈着症…………………109
原虫性気管支炎………………………187
原発性骨腫瘍 ………86, 91, 107
原発性上皮小体機能亢進症 …… 61

原発性肺腫瘍
…………………174, 179, 188, 190, 191
股異形成 ………………………………70
後関節突起 …………………………119
口腔内腫瘍 …………………………23, 24
硬口蓋 ………………………………2, 10
高コレステロール血症 ……………269
好酸球性気管支炎………167, 171
好酸球性気管支肺炎 ………………198
高脂血症 ……………………………250
甲状腺機能低下症… 250, 269, 283
甲状腺腫瘍 ……………………………46
鈎状突起離断 …………………………78
高中性脂肪血症………………………269
後頭骨 …………………………………2, 4
高トリグリセリド血症 ……………250
絞扼所見 ……………………………135
高リン血症 ……………………………26
誤嚥性肺炎 …………………………178
呼吸速迫 ……………………………283
鼓室胞…2, 3, 4, 14, 31, 32, 33, 51
鼓室胞炎 ………………………………32
骨幹端骨症 ……………………………81
骨梗塞 …………………………………83
骨髄炎…………21, 52, 65, 83, 147
骨性狭窄 ……………………………142
骨折
………71, 77, 78, 112, 114, 116, 127
骨端軟骨の早期閉鎖…………… 72
骨転移 …………………………………83
コッドマンの三角 ……………………86
骨軟骨症 ………………68, 69, 71
骨軟骨性外骨腫 ……………………109
骨肉腫 …………………………………86
骨溶解性骨転移 ………………………91
孤立性原発性肺腫瘍… 188, 189
ゴルフティーサイン ………………152
混合結石 ……………………………257

さ

細気管支炎 …………………………167
細菌性気管支炎………………………187
細菌性骨髄炎 …………………………86
細菌性肺炎 ……………………174, 202
坐骨 ……………………………………56
坐骨臼 …………………………………56
坐骨弓領域 …………………………256
坐骨結節 ………………………………56
三尖弁閉鎖不全 ……………………195
三リン酸塩結石 ……………………257
歯牙疾患 ………………………9, 10, 21
色素沈着 ……………………………283
子宮腔 ………………………………267
子宮水腫 ……………………………267
子宮腺 ………………………………267
子宮蓄膿症 …………………………266
子宮粘液腫 …………………………267
軸外腫瘍 ………………………………38
軸椎………………4, 120, 121, 123
軸内腫瘍 ………………………………36
歯根端周囲腫瘍………………………20
四肢不全麻痺 ………………………120
シスチン結石 ………………………257
膝蓋骨…………57, 58, 59, 92, 93
膝蓋骨脱臼 ……………………………92
膝窩筋種子骨 …………………………59
歯突起 …………………5, 120, 122
歯肉炎 …………………………………23
篩板 ………………………………10, 13
若齢性壊血病 …………………………81
尺骨…… 54, 73, 77, 78, 81, 116
シャント血管 …… 294, 296, 297
縦隔炎 ………………………………303
縦隔気腫 ………………222, 303
縦隔血腫 ……………………………215
縦隔頭側の腫瘍 ……………………214
縦隔膿瘍 ……………………………215

309

縦隔内脂肪 …………………… 223
縦隔嚢胞 …………………… 215
蓚酸塩結石 ………………… 257
重症筋無力症 ……………… 240
重度骨関節症 ……………… 107
絨毛結節性滑膜炎 ………… 101
主気管支 …………………… 163
縮瞳 ………………………… 33
手根骨 …………………… 55, 73
上衣腫 ……………………… 37
消化管内石灰化物 ………… 261
上顎骨 ……… 2, 9, 10, 22, 23, 24, 26
小肝症 ………… 294, 295, 297
小肝症所見 ………………… 295
上気道閉塞性疾患 ………… 198
踵骨 ……………… 57, 59, 67, 87
小転子 ……………………… 56
上皮小体腫瘍 ……………… 48
上部食道括約筋部 …… 302, 303
食道拡張像 ………………… 240
食道狭窄 …………………… 224
食道憩室 …………………… 224
食道腫瘍 …………… 65, 232, 303
食道穿孔 …………… 202, 303
食道内異物 ………… 232, 302
心陰影 …………… 198, 221
腎芽細胞腫 ………………… 65
心基底部 ………… 224, 225, 302
真菌塊 ……………………… 9
真菌性気管支炎 …………… 187
真菌性骨髄炎 ……………… 86
神経芽腫 …………………… 37
腎結石 …………… 257, 258, 259
心原性肺水腫 ……… 174, 198
心室中隔欠損症 ……… 195, 197
腎周囲偽嚢胞 … 262, 272, 273, 274
腎周囲膿瘍 ………………… 273
滲出性胸水 ………………… 206

腎性二次性上皮小体機能亢進症
…………………………… 26
腎臓腫大 …………………… 278
腎臓腫瘍 ………… 262, 273, 274
心タンポナーデ …………… 221
腎嚢胞 …………… 270, 274
心房中隔欠損症 …………… 195
腎門リンパ節腫大 ………… 278
膵炎 ……………… 250, 253
膵偽嚢胞 …………………… 250
水腎症 …………… 262, 273, 274
膵臓腫瘍 …………………… 250
水頭症 ……………………… 34
髄膜腫 …………… 37, 39, 52
頭蓋内くも膜嚢胞 ………… 39
頭蓋内血腫 ………………… 39
頭蓋内膿瘍 ………………… 39
スコティッシュ・フォールドの
骨軟骨異形成症 … 98, 102, 111
ストライプサイン ………… 234
星状膠細胞腫 ……………… 37
正中偏位 ………… 38, 39
脊髄腫瘍 …………………… 148
セールサイン ……………… 212
切開沈着 …………………… 283
腺癌 ………… 188, 190, 193, 283
前関節突起 ………………… 119
前十字靱帯断裂症 ………… 96
線状異物 ………… 244, 304
全身性エリテマトーデス
…………………… 97, 98, 101
蠕動運動不全 ……………… 304
前頭骨 …………… 2, 11
前頭洞 …………… 2, 3, 9, 10, 12
前立腺癌 ………… 150, 300, 301
前立腺肥大 ………………… 298
僧帽弁閉鎖不全症 ………… 196
粟粒性原発性肺腫瘍 …… 188, 191
組織球肉腫 ………… 91, 188

た

大後頭孔ヘルニア …………… 39
第三眼瞼突出 ……………… 33
帯状回ヘルニア …………… 39
代償性 …………… 127, 174, 274
代償性腎肥大 ……………… 273
大腿骨
…… 58, 59, 71, 83, 85, 97, 106, 107
大腿骨頭 …… 56, 70, 71, 84, 85, 107
大腿骨頭の無菌性壊死症 …… 84
大転子 ……………………… 56
大動脈弓伸展 ……………… 228
大脳鎌 …………… 38, 39
大網 ………………………… 220
大理石病 …………………… 83
多飲多尿 …………………… 283
蛇行所見 …………………… 228
多食 ………………………… 283
多発性関節炎 ………… 97, 101
多発性筋炎 ………………… 240
多発性原発性肺腫瘍 …… 188, 190
多発性骨髄腫 ……………… 90
多発性軟骨性外骨腫 ……… 108
単クローン性
　ガンマグロブリン異常 …… 91
胆汁うっ帯 ………………… 269
胆汁色素系胆石 …………… 269
胆石症 ……………………… 268
胆泥症 ……………………… 269
胆道感染 …………………… 269
恥骨 ………………………… 56
肘異形成 ………… 76, 78, 85
肘関節 …………… 54, 77
中耳炎 ……………………… 32
中手骨 …………… 55, 59, 64
中心足根骨 ………………… 59
中節骨 ……………………… 55
肘頭 …………… 54, 76

310

索引

肘頭窩 …………………………… 54
肘突起 ………………… 54, 76, 77
肘突起癒合不全 ……………… 76
腸間膜静脈 ……………… 296, 297
腸管癒着 ……………………… 304
蝶形骨 …………………………… 40
蝶形脊椎 ……………… 126, 127
腸骨 ……………………………… 56
腸骨体 …………………………… 56
腸骨翼 …………………………… 56
腸骨稜 …………………………… 56
腸重積 ……………… 244, 307
腸内異物 ……………………… 306
腸内線状異物 ………………… 304
腸閉塞 ………………………… 244
椎間腔 … 4, 128, 130, 135, 146, 147
椎間孔 …… 120, 121, 124, 125, 152
椎間板脊椎炎
………………… 128, 133, 136, 146, 154
椎間板突出症 ……… 128, 133, 135
椎間板ヘルニア …… 135, 136, 147
椎弓 …………………………… 120
低アルブミン症 ……………… 198
低カルシウム血症 ……………… 26
転移性腫瘍 …… 148, 274, 286, 291
転移性肺腫瘍 ………… 65, 188, 190
伝染性腹膜炎 ………………… 274
テント切痕ヘルニア …………… 39
頭蓋咽頭腫 ……………………… 45
橈骨
…… 54, 72, 73, 78, 81, 100, 101, 116
頭骨下顎骨症 ………………… 50
橈側手根骨 …………………… 55
頭頂骨 …………………………… 2, 3
糖尿病 ……… 165, 174, 250, 283
動脈管開存症 ………… 195, 197
動脈靱帯 ……………………… 224
特発性肝線維症 ……………… 294
特発性肺線維症 ……………… 187

トルコ鞍 ……………………… 40

な

内側咽頭後リンパ節腫大 ……… 48
内側鈎状突起 ………… 54, 78
内側上顆 ……………… 54, 57
内側腓腹筋種子骨 ……………… 57
ナックリング ………………… 135
鉛中毒 ………………………… 240
軟口蓋 ……………………… 10, 14
軟骨芯遺残症 …………………… 73
軟骨内骨形成不全 ……………… 73
肉芽腫 …………… 9, 37, 188, 215
二次性巨大食道症 …………… 215
二次性骨関節症 ……………… 111
尿管結石 ……… 257, 258, 259, 273
尿酸塩結石 …………………… 257
尿道結石 ……………………… 256
尿毒症 ………………………… 198
猫喘息 ………… 171, 182, 187
猫白血病ウイルス …………… 109
粘液線毛運動機能障害 ……… 165
捻転斜頸 ……………………… 33
脳底部髄膜腫 …………………… 45
嚢胞形成 ……………… 101, 299
嚢胞腎 ……………… 262, 273

は

肺拡張不全 …………………… 174
肺気腫 ………………… 170, 202
肺吸引 ………………………… 202
肺虚脱 …………… 178, 179, 188
肺血管障害 …………………… 220
肺血管肉腫 …………………… 191
敗血症性関節炎 ………………… 85
肺出血 …………… 174, 178, 188
肺腫瘍 …………… 174, 188
肺水腫
…… 174, 188, 196, 197, 198, 201

背側軟部組織肥厚 …………… 142
肺動静脈シャント …………… 65
肺内異物 ……………………… 202
肺嚢胞 ………………………… 202
肺膿瘍 …………… 65, 188
肺胞癌 ………………………… 188
肺胞パターン
… 174, 176, 177, 182, 196, 198, 200
肺葉捻転 …………… 179, 188
馬尾症候群 …………………… 142
汎骨炎 ………………………… 82
半側椎骨 ……………………… 126
パンチアウト所見 ……………… 91
鼻咽頭狭窄 …………… 14, 18
鼻咽頭内異物 ………… 14, 18
鼻咽頭内腫瘍 ………… 14, 18
鼻咽頭ポリープ ……… 14, 18, 33
非感染性関節炎 ………… 97, 100
鼻腔内異物 …………………… 9
鼻腔内腫瘍 …… 9, 10, 23, 39, 193
鼻甲介 …………………… 9, 10
腓骨 …………… 58, 59, 115
鼻骨 …………………………… 2
非心原性肺水腫 ……… 174, 198
脾臓 ……………… 220, 236, 237,
249, 255, 279, 281, 290, 291, 292
脾臓腫瘤 ……………………… 290
脾臓腫瘍 ……………………… 286
肥大性骨異栄養症 ………… 52, 80
肥大性骨症 ……………………… 64
ヒダ状所見 …………………… 305
ビタミンA過剰症
………………… 52, 98, 111, 154
鼻中隔 …………… 2, 3, 10
皮膚病変 ……………………… 283
被膜下血腫 …………………… 274
肥満 …………………………… 250
びらん性関節炎 ……………… 100
不完全閉塞 …………… 303, 307

311

腹腔内臓器原発腫瘍 ·········· 255
腹腔内遊離ガス ················ 244
副手根骨 ······················· 55
副腎腫瘍 ················· 278, 282
副腎腺腫 ······················ 283
副腎皮質機能亢進症
···· 165, 174 187, 201, 250, 269, 283
副突起 ·························· 119
副鼻腔炎 ························· 18
腹部膨満 ······· 283, 290, 292, 293
腹膜心膜横隔膜ヘルニア ······ 220
ブラ ······················ 176, 202
ブレブ ···················· 202, 203
プロジェステロン ·············· 267
平滑筋 ·························· 239
閉鎖孔 ··························· 56
ヘリンボーンパターン ········· 239
ベンス・ジョーンズ蛋白尿 ····· 91
変形性脊椎症 ············· 132, 143
変性性関節疾患 ················· 98
変性漏出性胸水 ················ 206
扁平上皮癌 ··········· 23, 188, 193
膀胱
··· 219, 236, 256, 267, 298, 299, 300
膀胱結石 ············ 256, 257, 258
傍骨性骨肉腫 ·················· 109
ボクシンググローブサイン ··· 249
歩様失調 ······················ 120
ホルネル症候群 ················· 33

ま

マイコプラズマ ················ 165
末梢気道病変 ·················· 202
末節骨 ························· 55
マリー病 ························· 65
慢性炎症 ················· 262, 299
慢性肝炎 ······················ 294
慢性肝硬変 ···················· 294
慢性気管支炎 ········ 164, 167, 169

慢性鼻炎 ······················· 18
右側原始大動脈弓 ·············· 224
右大動脈弓遺残症 ·············· 224
ミネラル化 ········ 165, 198, 201
未分化神経外胚葉性腫瘍 ······· 37
脈絡叢腫瘍 ····················· 37
無気肺像 ······· 174, 182, 183, 187
門脈体循環シャント ··········· 294
門脈シャント ·················· 296

や

有茎ポリープ ··················· 33
有痛性腫脹 ····················· 81
腰下リンパ節腫脹 ·············· 254
腰仙椎移行部 ·················· 132
腰仙椎不安定症 ················ 142

ら

ラトケ嚢胞 ····················· 45
ラバージョー ··················· 26
両心疾患 ······················ 221
両側副腎腫大 ·················· 278
両側性副腎腫瘍 ················ 278
両側対称性脱毛 ················ 283
リン酸塩結石 ·················· 257
輪状軟骨 ······················ 163
リンパ球形質細胞性鼻炎 ········· 9
リンパ腫
··· 187, 193, 213, 215, 274, 275, 277
レッグ・ペルテス病 ········ 71, 84
裂孔ヘルニア ············· 232, 303
漏出性胸水 ···················· 206

欧　文　索　引

A

ACTH産生腺腫	40
Acute pancreatitis	251
Adrenal grand tumor	283
Aortic arch Extension	229
Aseptic necrosis of the femoral head	85
Aspergillosis Rhinitis	9
Aspiration Pneumonia	179
Atlantoaxial instability	121
Atlantoaxial Subluxation	121

B

BBacterial pneumonia	175
Bilateral Adrenal Grand Enlargement	279
Bladder Calculi	257
Block vertebrae	129
Bone Fracture	113
Bronchie ctasis	167

C

Calculi	257
Cardiac pulmonary edema	199
Cauda equine syndrome	143
Cervical spondylolisthesis	135
Cholelithiasis	269
Chronic bronchitis	165
Craniomandibular Oeteopathy	51
CT値	251

D

Degenerative joint disease	99
Diaphragmatic Hernia	217
Dilatation	249
Dirofilariasis	195
Discospondylitis	147

E

E coli	147
Elbow Displasia	77
Enlargement of the Prostate gland	301
Erosive Arthritis	101
Esophageal foreign bod	303
Extra-axial Tumor	39

F

Feline Asthma	183
Fragmented Coronoid Process	79

G

Gastric dilation-volvulus syndrome	249
Gastric torsion and dilatation	249
GDV	249

H

Hemivertebrae	127
Hiatal Hernia	233
Hip Displasia	71
HOD	80
Hydrocephalus	35
Hydronephrosis	263
Hypertrophic Osteopathy	65
HypertrophicOsteodystrophy	81

I

Ileus	245
Intervertebral disc hernia	137
Intestinal Foreign Bodies	307
Intestinal linear foreign body	305
Intra-axial Tumor	37
Intraoral Tumor	25

313

L

Liver Tumor ····· 287
Lung Tumor ····· 189
Luxation of the patella ····· 93

M

Megaesophagus ····· 241
Mitral regurgitation ····· 197
Multiple Cartilaginous Exostoses ····· 109
Multiple Myeloma ····· 91

N

Nasopharyngeal Polyps ····· 15
Nasopharyngeal Stenosis ····· 19
Neoplasms of the Cranial Mediastinum ····· 215
Noninfectious Arthritis ····· 101
Nutritional secondary hyperparathyroidism ····· 61

O

Orbital Tumor ····· 7
Original Bone Tumors ····· 87
Osteochondrodysplasia in Scottish Fold ····· 103
Osteochondrosis ····· 69
Otitis Externa ····· 29
Otitis media ····· 33

P

Panosteitis ····· 83
PB ratio ····· 45
Periapical(Periodontal) Abscess ····· 21
Perirenal Pseudocysts ····· 273
Peritoneopericardial Diaphragmatic Hernia ····· 221
Persistent Right Fourth Aortic Arch : PRAA ····· 225
pituitary height/brain area ratio ····· 45
Pituitary Tumor ····· 41
PNET ····· 37
Pleural effusion ····· 207
Pneumomediastinum ····· 223
Pneumothorax ····· 203
Portosystemic shunt:PSS ····· 295

Premature Closure of Physes cartilage ····· 73
PTH ····· 60
Pulmonary emphysema ····· 171
Pyometra ····· 267

R

Renal cysts ····· 271
Renal neoplasma ····· 275
Renal Secondary Hyperparathyroidism ····· 27
Rennal Calculi ····· 257
Rupture of the cranial cruciate ligament ····· 97

S

Spiral cord neoplasia ····· 149
Spleen Tumor ····· 291
Spondylosis deformans ····· 133
Staphylococcus intermedius ····· 147
Streptococcus spp ····· 147
Sublumber Lymphadenopathy ····· 255
Synovial osteochondromatosis ····· 111
Synovial sarcoma ····· 107

T

Thyroid Grand Tumor ····· 47
tracheal collapse ····· 159
Tracheal hypoplasia ····· 163
Tracheal Tumor ····· 193
Tumor in joint ····· 107

U

Ununited Anconeal Process ····· 77
Ureteral Calculi ····· 257

W

Wobbler syndrome ····· 135

参考文献

「犬と猫の品種好発性疾患　第2版」（鷹栖雅峰 監訳, インターズー, 2012）

「獣医臨床X線と超音波の撮影技術マニュアル
-犬、猫、エキゾ、馬へのアプローチ-　第2版」（藤田道郎 監訳, インターズー, 2005）

「犬と猫のX線検査ガイド」（多川政宏 監訳, インターズー, 2016）

「小動物X線・超音波ハンドブック　-検査手技と鑑別診断-」（茅沼秀樹 監訳, 文永堂出版, 2014）

「犬猫のX線および超音波診断学」第3版（菅沼常徳 監訳, インターズー, 2003）

「犬猫のX線診断学」第2版（菅沼常徳 監訳, チクサン出版社, 1992）

「小動物の臨床X線診断」（北　昴 監訳, 学窓社, 1984）

STAFF

カバー・本文デザイン：浅沼英次
ＤＴＰ：株式会社あおく企画
イラスト：てばさき、ヨギトモコ、岸博久

診療現場ですぐに使える

正常画像と比べてわかる犬猫画像診断　　　　　　　　　　NDC649

2016 年 7 月 10 日　発　行

著　　　者　　藤田 道郎
　　　　　　　藤原 亜紀

発　行　者　　小川雄一
発　行　所　　株式会社 誠文堂新光社
　　　　　　　〒113-0033　東京都文京区本郷 3-3-11
　　　　　　　【編集】電話：03-5805-7285
　　　　　　　【販売】電話：03-5800-5780
　　　　　　　http://www.seibundo-shinkosha.net/
印　刷　所　　星野精版印刷 株式会社
製　本　所　　株式会社ブロケード

©2016, Michio Fujita, Aki Fujiwara.　　　　　　　　　Printed in Japan

検印省略
本書掲載記事の無断転用を禁じます。万一落丁・乱丁の場合はお取り替えいたします。

本書のコピー、スキャン、デジタル化等の無断複製は、著作権法上での例外を除き、
禁じられています。
本書を代行業者等の第三者に依頼してスキャンやデジタル化することは、たとえ個人
や家庭内での利用であっても著作権法上認められません。

Ⓡ＜日本複製権センター委託出版物＞
本書の全部または一部を無断で複写複製（コピー）することは、著作権法上での例外
を除き、固く禁じられています。本書からの複製を希望される場合は、日本複製権セン
ター（JRRC）の許諾を受けてください。
JRRC（http://www.jrrc.or.jp　E-mail：jrrc_info@jrrc.or.jp　電話 03-3401-2382）

ISBN978-4-416-51620-1